Dr. med. Walter Glück

Die homöopathische Notfallapotheke

Selbsthilfe in Akutfällen
Mit Schnellwegweiser zum Herausnehmen

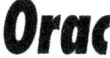

Der Autor:
Dr. med. Walter Glück, geboren 1951, ist als Arzt für Allgemeinmedizin mit Schwerpunkt Homöopathie, Thermographie, Chirotherapie und Naturheilmethoden tätig. Als klinischer Prüfarzt und Leiter von Arzneimittelprüfungen entwickelte er neue Mittel wie Mantis religiosa, Adeps suis und Vincetoxicum. Außerdem zahlreiche Publikationen in der homöopathischen Fachliteratur und in der Laienpresse sowie ständige Lehr- und Vortragstätigkeit. Leiter des Ärztelehrganges „Naturheilverfahren" an der Donau-Universität Krems sowie des „Vereins für Homöopathie".

ISBN 978-3-7015-0531-9
Copyright © 1997, 2010 by Orac/Verlag Kremayr & Scheriau KG, Wien
Alle Rechte vorbehalten
Einbandgestaltung: Media & Grafik, Wien
unter Verwendung eines Fotos von Beat Ernst, Basel
Satz: Zehetner Ges.m.b.H., A-2015 Oberrohrbach
Druck und Bindung: Druckerei Theiss GmbH, St. Stefan i. Lavanttal

Mein Dank gilt Mag. Robert Müntz, Eisenstadt,
für wertvolle Anregungen bei der Zusammensetzung
der homöopathischen Notfallapotheke.

Inhalt

Teil III: Die homöopathischen Arzneien

Teil I

Allgemeine Grundlagen

für die homöopathische Behandlung von Akutfällen

Im Notfall – was tun?

Bei Akutkrankheiten lassen sich durch gezielt verabreichte homöopathische Mittel ausgezeichnete Erfolge erzielen. Dazu ist die Kunst ärztlicher Verordnung unerläßlich. Bis Sie Ihren homöopathischen Arzt oder überhaupt ärztliche Hilfe erreichen, können die in diesem Buch genannten Arzneien wertvolle Dienste leisten. Durch das Vermeiden chemischer Medikamente sind eventuelle Nebenwirkungen oder Schädigungen des Immunsystems ausgeschlossen.

Erstes Gebot in Akutfällen: Ruhe bewahren. Je überlegter Sie vorgehen, um so eher können Sie sich oder anderen helfen. Versuchen Sie, die Situation möglichst genau zu überblicken und den Ernst der Lage einzuschätzen:

→ Ist die Lage offensichtlich lebensbedrohlich – sofort Rettung oder Notarzt anfordern, keine Zeit mit Experimenten verlieren!
→ Ist die Lage ernst und ärztliche Hilfe offensichtlich erforderlich, rufen Sie zuerst einen Arzt an, bevor Sie etwas anderes tun.
→ Ist die Lage weniger ernst, versuchen Sie, mit Hilfe der Empfehlungen in diesem Buch erste Linderung zu schaffen, setzen Sie sich aber trotzdem mit einem Arzt in Verbindung.
Dieses Buch ersetzt keinen Erste-Hilfe-Kurs oder ein Erste-Hilfe-Buch!

Bei jedem Notfall muß nach den Regeln der Ersten Hilfe vorgegangen werden, die hier aus Gründen der Übersichtlichkeit nur stichwortartig genannt werden:

Die wichtigsten allgemeinen Hinweise bei Erster-Hilfe-Leistung:
→ Unfallstelle absichern, Verletzten und sich selbst aus dem Gefahrenbereich bringen
→ Verunfallten beruhigen, ihn möglichst nicht allein lassen
→ Rettung organisieren

Bei Bewußtlosen ABC-Schema beachten:
→ Atemwege freimachen
→ Beatmen (Zahnprothesen entfernen!)
→ Circulation herstellen, d. h. Mund-zu-Mund-Beatmung und äußerliche Herzmassage

Erst nach erfolgreicher Wiederbelebung
→ Wundversorgung durchführen
→ Schockbekämpfung bzw. -prophylaxe
→ Verletzten in stabile Seitenlagerung bringen
→ Öffnen enger Kleidungsstücke
→ Ringe und Armbänder abnehmen
→ Zudecken

→ Verletzte Extremitäten ruhigstellen
→ Füße erhöht lagern
→ Beruhigen
→ Symptome beobachten
→ Passendes Mittel (ca. 5–10 Globuli) in den Mund geben, bis ärztliche Hilfe eintrifft (siehe auch Seite 15 ff.).
Bei Polytrauma, Gehirnerschütterung, Blutverlust, Schock ist das erste Mittel Arnika.

Unbedingt unterlassen
→ Glieder einrenken oder Knochenbrüche zurechtbiegen
→ Zeit mit Versorgung banaler Verletzungen verlieren
→ An verletzten Stellen zu manipulieren versuchen (z. B. ausschneiden, ausbrennen von Bißwunden)
→ Einreiben mit Hausmitteln, Mehl, Salben etc.
→ Verabreichen von Alkohol oder Speisen

Besuchen Sie zu Ihrem und anderer Vorteil regelmäßig Erste-Hilfe-Kurse!

Bei Verletzungen ist unbedingt eine ärztliche Begutachtung mit Erstellung eines Befundes und eventuell anschließender Therapie erforderlich,
● um nicht innere Verletzungen zu übersehen,
● um mittels Röntgen, Ultraschall oder anderer Befunde die Diagnose abzusichern,
● um notwendige Folgetherapien anzuschließen,
● um Folgekrankheiten zu vermeiden.

Homöopathie – was ist das?

Der Begriff „Homöopathie" stammt aus dem Griechischen: Homoios = gleich, ähnlich; pathos = Leiden. Der Arzt Samuel Hahnemann hat 1776 die Homöopathie begründet, indem er die sogenannte „Ähnlichkeitsregel" formuliert hat: „Ähnliches werde durch Ähnliches geheilt." Das heißt, daß die Heilung eines Leidens dann eintritt, wenn das ausgewählte Mittel eine genaue Übereinstimmung zum Krankheitsbild bietet. „Homöopathisch" ist ein Medikament erst dann, wenn es durch die Kunst des kundigen Arztes individuell für einen Patienten aus vielen möglichen Arzneien ausgewählt wurde. (Man spricht dann von der Gabe des passenden Simile, bei chronischen Krankheiten auch des konstitutionellen Mittels, siehe auch Seite 25.) Es ist daher einleuchtend, daß die willkürliche Einnahme eines Mittels, die Einnahme von Mischpräparaten oder solchen, die nur gemäß einer Krankheitsdiagnose allein gewählt werden, nicht zielführend sein kann.

Homöopathie heilt schnell, sanft, nebenwirkungsfrei und dauerhaft.

Diese Behauptung Samuel Hahnemanns vor etwa 200 Jahren hat sich aufgrund der reichen therapeutischen Erfahrung vieler homöopathischer Ärzte seither bestätigt.

Die Erforschung der Wirksamkeit homöopathischer Mittel erfolgt am gesunden Menschen durch die sogenannte Arzneimittelprüfung. Dabei wird ein homöopathisches Medikament von einer Gruppe von Testpersonen eingenommen, die Summe der dabei auftretenden Beschwerden beobachtet, aufgeschrieben und systematisch ausgewertet. Dies führt zum sogenannten „Arzneimittelbild" der Substanz. Schon Samuel Hahnemann und seine Mitarbeiter hatten auf diese Weise mehr als hundert verschiedene Mittel geprüft und beschrieben. Dabei gibt es Parallelen zwischen der Vergiftung durch eine Substanz und deren homöopathischer, ungiftiger Testung, wobei letztere auch neue Symptome hervorbringt. Das Rauchen der ersten Zigarette zum Beispiel ergibt bei den meisten Jugendlichen ein eindrucksvolles Vergiftungsbild: Übelkeit, Schwäche, Zittern, Schweißausbruch, Herzklopfen etc. Entspricht ein Krankheitsbild, in diesem Fall die Reise- oder Seekrankheit, den Symptomen der Nikotinvergiftung, so führt die Gabe des homöopathischen Tabacum zur Linderung der Beschwerden.

Das Ähnlichkeitsprinzip ist die Grundlage für den erfolgreichen Einsatz homöopathischer Mittel. Das gewählte Mittel muß zu den Beschwerden passen wie ein Schlüssel zum Schloß. Das Vergiftungs- bzw. Prüfbild der Tollkirsche ähnelt zum Beispiel ziemlich genau dem Zustand des Scharlachfiebers.
Natürlich können die giftigen Grundstoffe homöopathischer Mittel nicht in Rohform als Medikament eingesetzt werden. Erst durch die Potenzierung, ein spezielles Verfahren von Verdünnung und Verschüttelung, entsteht ein ungiftiges, aber wirkungsvolles Medikament.

Potenzierung – die besondere Methode zur Herstellung homöopathischer Medikamente

Potenz bedeutet Kraft, was ja nicht nur Männern bekannt ist. Erst durch die Potenzierung entsteht ein wirkungsvolles Medikament. Das Verreiben und rhythmische Verschütteln der kleinsten Teile einer Substanz ist in der Homöopathie ausschlaggebend dafür, daß sich Potenzen von bloßen Verdünnungen unterscheiden. Samuel Hahnemann behauptete, daß sich erst durch die Potenzierung die in dem jeweiligen Stoff vorhandenen Arzneikräfte entfalten würden. Dies läßt sich bei Stoffen wie Natrium muriat. (das gewöhnliche Kochsalz, mit dem wir die Suppe salzen) oder Lycopodium (Bärlappsamen), die normalerweise keine medizinischen Wirkstoffe sind, erkennen.

Hahnemann bediente sich hauptsächlich der Verdünnungsschritte von 1 : 100 (= 1 + 99 Teile), genannt Centesimalpotenzen oder C-Potenzen. Prinzipiell funktioniert die Sache so: Ein Tropfen des Medikaments in konzentrierter Form, genannt Urtinktur, wird mit 99 Teilen Verdünnungslösung vermischt und dann mindestens zehnmal verschüttelt. Dies entspricht der Potenz C 1. Von dieser C 1 nimmt man wieder einen Tropfen, vermischt ihn mit 99 Teilen Verdünnungslösung und verschüttelt wieder. Dies ergibt eine C 2. Als Verdünnungsmedium dient üblicherweise Weingeist. Bei einer dritten Potenz findet sich also noch ein Millionstel Arzneigehalt, bei einer zwölften noch ein Quadrillionstel. Im Laufe der Homöopathiegeschichte haben sich noch verschiedene andere Verdünnungsschritte entwickelt, zum Beispiel die D-Potenzen (Verdünnungsverhältnis 1 : 10, daher Dezimalpotenzen).

Bis heute haben sich einige unterschiedliche Potenzierungsverfahren entwickelt, die in dem ursprünglich von dem Deutschen Dr. Willmar Schwabe 1872 herausgegebenen „HAB = Homöopathischen Arzneibuch" niedergelegt sind und den Apothekern als Grundlage für die Mittelherstellung dienen. Klarerweise werden heute vor allem hohe Potenzen wie C 200 oder noch höher nicht mehr von Hand, sondern maschinell angefertigt.

Die Auswahl der Potenzen in der hier vorgestellten homöopathischen Notfallapotheke entspringt langjähriger Erfahrung in der Versorgung von Akutkrankheiten. Folgende Beobachtungen lagen der Potenzwahl zugrunde:

Grundsätzlich wirken niedrige Potenzen (bis etwa zur zwölften) und mittlere (bis etwa zur dreißigsten) langsamer als hohe Potenzen (ab der zweihundertsten). Andererseits wirken hohe Potenzen nur dann, wenn sie genau zum Krankheitsbild passen.

Potenzhöhe	niedrig C 1–C 12	mittel C 12–C 30	hoch ab C 200
Schnelligkeit der Wirkung	langsam	schneller	prompt
Notwendigkeit der Übereinstimmung von Arzneimittelbild mit Krankheitsbild	mäßig genau	genau	sehr genau

Daraus erhellt sich, daß ein rascher schmerzlindernder Effekt nur bei Gabe einer ausreichend hohen Potenz zu erwarten ist. Vielleicht hat Sie einmal ein Mittel in einer D 3 enttäuscht, obwohl es richtig gewählt war – für ein akutes Geschehen hat diese tiefe

Potenz eben zuwenig Power. Es sind deshalb in der Notfallapotheke die meisten Mittel für Verletzungsfolgen oder zur Schmerzstillung in der zweihundertsten C-Potenz, andere in tieferen Potenzen vorhanden. Ausschlaggebend für den Erfolg einer homöopathischen Behandlung ist aber in erster Linie die Gabe des passenden Mittels, die Wahl der Potenz ist zweitrangig. Durch die vorgegebenen Potenzen in der Notfallapotheke sind Sie jedenfalls der Qual der Potenzwahl enthoben.

Ohne Beobachtung geht es nicht

Zur gezielten Anwendung eines homöopathischen Präparates nach dem Ähnlichkeitsprinzip ist die Selbst- und Fremdbeobachtung mit genauer Erfassung der Symptome unerläßlich:
Wann haben die Beschwerden begonnen, und womit?
● Gibt es eine eindeutige Ursache?
● Wo sind die Beschwerden lokalisiert, und welches Gefühl beschreibt der Patient (z.B. drückende Schmerzen am Hinterkopf)?
● Wodurch werden die Schmerzen gelindert, wann oder wodurch werden sie stärker?
Selbstverständlich ist auch für eine homöopathische Therapie das Erstellen einer ärztlichen Diagnose notwendig. Oft kommt es vor, daß dies im Akutfall nicht gleich möglich ist oder bei Notfällen eine Linderung von Schmerzen dem Patienten vordringlicher erscheint als die ärztliche Untersuchung. Hier leistet die Verabreichung eines homöopathischen Akutmittels wertvolle Hilfe. Anders als bei üblichen Schmerzmitteln kommt es bei homöopathischen Medikamenten nicht zur Verschleierung des Krankheitsbildes. Eine Patientin mit akuter Blinddarmreizung – sie wurde natürlich sofort ins Krankenhaus eingewiesen – erhielt außerdem einige Globuli (Milchzuckerkügelchen) des passenden Mittels Colocynthis, worauf die Schmerzen prompt nachließen. Trotzdem erfolgte im Krankenhaus die sofortige Operation, bei der vom Chirurgen bereits der „Durchbruch" des Blinddarmes festgestellt wurde.

Das Mittel muß individuell passen. In der Homöopathie erhält auch bei ein und derselben Diagnose nicht jeder Patient das gleiche Mittel, sondern das auf den individuellen Zustand abgestimmte.
So gibt es bei Schiffsreisenden mit Seekrankheit homöopathisch interessante Beobachtungen: Alle leiden unter Übelkeit. Manche aber haben das Bedürfnis nach Ruhe und suchen ein warmes Bett auf. Andere sitzen lieber, wobei sie mit den Augen einen Punkt vor sich fixieren wollen, eine dritte Gruppe hat großen Durst und möchte Frischluft zugefächelt bekommen. Ein und dieselbe Krankheit äußert sich bei verschiedenen Menschen unterschiedlich. Diese individuellen und manchmal ungewöhnlichen Symptome einer Krankheit geben wertvolle Hinweise zur Auswahl des Mittels.

Wegweiser zur schnellen Hilfe im Akutfall

Bevor Sie in irgendeinem Fall die Empfehlungen dieses Buches anwenden oder zu homöopathischen Mitteln greifen, lesen Sie bitte den folgenden Abschnitt. Hier erfahren Sie das Wichtigste für die Akuthilfe bis zum Eintreffen des Arztes.

Die Krankheiten und Akutfälle

Sie sind im zweiten Teil des Buches (ab Seite 27) alphabetisch nach Hauptbeschwerden geordnet.

Suchen Sie zuerst im Inhaltverzeichnis (Seiten 7/8) den passenden Begriff und *schlagen Sie dann* unter diesem Begriff nach: z.B. bei Ohrenschmerzen unter „Ohrenbeschwerden", bei Schwindel unter „Schwindel" oder „Kreislaufbeschwerden".

Im betreffenden Kapitel lesen Sie in der ersten bzw. zweiten Spalte weiter bis zu dem Abschnitt, der den Zustand, die Befindlichkeit und die Symptome des Patienten am besten beschreibt.

Sie finden dann in der dritten Spalte problemlos die dazugehörigen Mittelvorschläge. In manchen Fällen gibt es mehrere Mittel zur Auswahl. In so einem Fall lesen Sie am besten im dritten Teil des Buches, „Die homöopathischen Arzneien" (ab Seite 121), bei den entsprechenden Medikamentennamen nach, wobei anhand der dort zusammengefaßten Informationen meist sehr schnell eine Entscheidung zwischen zwei oder mehreren Arzneien getroffen werden kann.

Falls Sie genügend Zeit haben, empfiehlt es sich auch in jenen Fällen, wo nur ein Mittel vorgeschlagen wird, die entsprechende Beschreibung im dritten Teil des Buches nachzulesen, da dort genauere Angaben zum Arzneimittelbild gemacht werden.

Fallweise sind bei den einzelnen Krankheitsbeschreibungen ergänzende Empfehlungen bzw. Warnungen erforderlich. Diese gibt Globi, unser homöopathischer Begleiter. Ich habe ihn so genannt, weil Kinder die Milchzuckerkügelchen, genannt Globuli, so gerne haben. Er macht Sie auf Besonderheiten aufmerksam, die Sie nicht übersehen sollten.

Wenn er warnt, sieht er so aus: ☹, wenn er empfiehlt, so: ☺.

Der erste Schritt: Beobachten der Symptome. Symptome sind die Beschwerden und Äußerungen der Krankheit:

- Seit wann gibt es diese, wie haben sie begonnen – plötzlich oder allmählich?
- Wo sind die Beschwerden lokalisiert, strahlen sie auf andere Körperteile aus?
- Wodurch werden die Beschwerden gebessert, durch welche verschlechtert?
- Gibt es Begleiterscheinungen, z. B. Frösteln bei Kopfweh?
- Ist etwas Auffallendes zu beobachten, z. B. kalter Stirnschweiß bei einem Kollaps?

15

Dabei ist die Beantwortung der letzten Frage am wichtigsten: Beispielsweise wäre es auffallend, wenn sich Gliederschmerzen nicht durch Ruhe, sondern durch ständiges Bewegen bessern oder das betroffene Glied gar nicht ruhig gehalten werden kann. Auffallend ist auch Fieber, bei dem man keinen Durst hat, Durst wäre bei Fieber üblich. Diese Besonderheiten geben meist sehr deutliche Hinweise darauf, welches unter mehreren möglichen Mitteln das am besten geeignete ist.

Welche Symptome zählen? Bei der Behandlung akuter Störungen dürfen nur die akut aufgetretenen Symptome berücksichtigt werden.

Versuchen Sie diese mit einer der Beschreibungen in Teil II (ab Seite 27) in Übereinstimmung zu bringen, zum Beispiel Kopfschmerz, Übelkeit etc. Dabei gehen Sie immer von der Hauptbeschwerde aus, bei mehreren Symptomen entscheiden Sie sich für das hervorstechendste Symptom. Leidet jemand gleichzeitig unter Kopfweh und Frösteln, wobei die Hauptbeschwerde das Kopfweh darstellt, schlagen Sie unter „Kopfschmerzen" nach. Bei Frösteln als Hauptbeschwerde wie bei einer beginnenden Grippe mit zusätzlich Kopfweh und Übelkeit wählen Sie das Kapitel „Erkältung, Fieber, Grippe". Bei zwei gleich starken Symptomen suchen Sie in beiden Kapiteln nach den passendsten Tabellenzeilen und Querverweisen zu anderen Kapiteln.
Finden sich beim Patienten mehr Symptome als in einer Rubrik angegeben, konzentrieren Sie sich auf die wichtigsten drei Symptome. Wenn diese mit der Beschreibung übereinstimmen, werden Sie in den meisten Fällen Erfolg haben.

Ideal – ein vollständiges Symptom: Dieses umfaßt Ursache, Ort, Empfindung, Zeit, Begleiterscheinungen, Besserung oder Verschlechterung durch irgendwelche Umstände, eine Ausstrahlung.

Beispiel:

Ursache	Überanstrengung
Ort	Kopf
Empfindung	Schmerzen
Zeit	tagsüber
Begleiterscheinung	mit Augenflimmern
gebessert durch	Ruhe
Ausstrahlung	vom Hinterkopf nach vorn

Meistens – nicht ganz vollständige Symptome, nachdem im Leben fast nichts perfekt ist, auch nicht die Krankheitssymptome. Wenn ein in der Beschreibung angeführter Teilaspekt, beispielsweise irgendwelche Begleiterscheinungen oder Ausstrahlungen, fehlen, sollte Sie dies nicht irritieren. Gehen Sie von den Symptomen aus, die vorhanden sind.

Minimum – drei deutliche Teilaspekte eines Symptoms: der Ort, die Empfindung, falls vorliegend die Ursache und/oder eine Begleiterscheinung und/oder Ausstrahlung. Klarerweise wird die Mittelauswahl um so sicherer, je mehr deutliche Angaben Sie vom Patienten erhalten oder erfragen können.

Zu viele Symptome. Manchmal besteht das Problem, daß der Leidende seine Umgebung mit einer Flut von Beschwerden überschüttet. Dies ist oft bei sogenannten Hypochondern oder bei Menschen der Fall, die im Akutfall überschießend reagieren und aus einer Mücke einen Elefanten machen. Aber bedenken Sie, daß die eigene Krankheit immer die schwerste ist. Wenn man selbst leidet, ist das eigene Hühnerauge vielleicht viel schlimmer als das schwere Herzleiden eines Bekannten. Im Fall von zu vielen Symptomen empfiehlt es sich, immer die Hauptbeschwerde im Auge zu behalten und alle anderen Angaben auf etwa drei bis fünf Symptome zu reduzieren.

Wertigkeit der Symptome. Zu beachten ist ferner, daß nicht jedes Symptom gleichwertig ist. Für die Mittelwahl ist nicht die Beschwerde ausschlaggebend, die den Patienten am meisten beeindruckt, sondern jene, die außergewöhnlich, eigenartig oder sonderbar ist.

- **Höchste Wertigkeit besitzen die eigenartigen, sonderlichen Symptome** eines Menschen; was einen aufhorchen läßt, Symptome, die normalerweise bei einer Krankheit nicht vorhanden sind oder nichts mit ihr zu tun haben: zum Beispiel Durstlosigkeit bei Fieber (Pulsatilla), Ablehnung von Trost und Reizbarkeit bei Kummer (Natrium muriat.), Ohrenschmerzen beim Schlucken (Apis), Abneigung von Wärme bei Frösteln (Camphora).
- **Zweitens eine eindeutige Ursache,** ohne die es den Krankheitsfall gar nicht gäbe: zum Beispiel Schwäche und Schwindel infolge Schlaflosigkeit (Cocculus), Kopfschmerzen nach einem Trauma (Hypericum).
- **Drittens alle allgemeinen Begleiterscheinungen,** die den ganzen Menschen betreffen: Besserung der Schmerzen durch Bewegung (Rhus tox.), große Unruhe und/oder Angst bei Beginn einer Grippe (Arsenicum album).
- **Viertens alle übrigen Symptome,** wie Halsweh beim Schlucken, Kopfschmerzen beim Bewegen usw.

Die Wertung der Symptome zählt zum schwierigsten in der homöopathischen Therapie. Dazu gehört viel Wissen und Erfahrung, natürlich auch die Kenntnis um den Verlauf von Krankheiten, die Diagnostik und die Differenzierung, was normalerweise nicht dazu gehört und auffallend, eigenheitlich oder besonders ist. Naturgemäß ist dies für den Laien schwierig, jedoch kann bei guter Beobachtung oft ein passendes Mittel in der Beschreibung gefunden werden. Diese Beschreibungen im zweiten Teil des Buches sind so angeordnet, daß zunächst immer die häufig vorkommenden, danach die selteneren Krankheitsbilder und Mittel angeführt sind. Aufgrund zahlreicher Erfahrungen in der Praxis werden in diesem Buch die wirklich bewährten Anwendungsgebiete der Homöopathie in Akutfällen auch dem Laien zugänglich gemacht.
Manche Beschwerden sind mit „ev." (für eventuell) bzw. mit „und/oder" gekennzeichnet. Das bedeutet, daß diese Beschwerden zusätzlich auftreten können, aber nicht müssen. „Und/oder" bedeutet, daß beide genannten Beschwerden oder nur eine von beiden spürbar sein können.
Außerdem gibt es bei vielen Beschwerden-Beschreibungen zunächst ein Hauptsymptom, dem mehrere, teilweise höchst unterschiedliche andere Untersymptome zugeordnet sein können. Diese Untergruppen sind jeweils mit ● markiert.

Frau oder Mann. Wo sich aufgrund der Erfahrung in der Anwendung eines Mittels eine bevorzugte Wirkung entweder auf weibliche oder männliche Patienten herauskristallisiert hat, gibt es jeweils besondere Hinweise. Das heißt aber nicht, daß ein „Frauenmittel" nicht einmal einem Mann helfen kann oder auch umgekehrt, beispielsweise das „Frauenmittel" Ignatia einem sanftmütigen Mann. Bei der Befragung einer Patientin nach ihrem Gemütszustand und ihrer üblichen Reaktionsweise auf Lebensprobleme gab sie eindrucksvoll von sich, sie sei „wie ein Jaguar". Natürlich half ihr das „Männermittel" Nux vomica ganz ausgezeichnet.

Typen. Die von manchen Therapeuten beschriebenen Arzneitypen sind skizzenhafte Vereinfachungen der homöopathischen Arzneimittellehre, die dem Anfänger den Zugang zur Homöopathie erleichtern sollen. In Teil III, dem Arzneimittelteil, wird einleitend jedes beschriebene Mittel charakterisiert, absichtlich kurz und ohne Anspruch auf Vollständigkeit. Denn für die Behandlung von Akutkrankheiten ist die Berücksichtigung der Typen von untergeordneter Bedeutung. Auch wenn der beschriebene Personentyp im Einzelfall mit einem Teil der Beschreibung nicht übereinstimmt (z. B. Pulsatilla für milde Frauen), lassen Sie sich nicht abhalten, das Mittel zu geben, wenn alles andere paßt.

Wie werden die Mittel richtig dosiert?

Im Gegensatz zur Dosierung bei chronischen Krankheiten ist die Dosierung des Mittels im Akutfall einfach:
Eine Gabe entspricht ca. fünf Globuli (Milchzuckerkügelchen) bzw. fünf Tropfen bzw. einer Tablette des Mittels. Pro Gabe sollte man nicht weniger als fünf und nicht mehr als zehn Globuli bzw. Tropfen geben. Die üblichste und haltbarste Form der Mittel sind die Globuli. Außerdem werden sie von Kindern besonders gerne genommen.

Grundsätzlich nimmt man im Akutfall einmal eine Gabe, also ca. fünf Globuli, und läßt diese unter der Zunge zergehen. Gleichzeitig und unmittelbar danach sollte der Patient nichts essen, trinken oder rauchen.
Wenn eine Besserung eintritt, darf das Mittel nicht gleich nochmals gegeben werden. Man wiederholt die Gabe erst dann, wenn die Besserung nachläßt!
Ausnahme: Heftige und akute Schmerzen, z. B. Koliken im Bauch, erfordern erfahrungsgemäß eine mehrmalige Wiederholung der Gabe. Dazu hat es sich bewährt, fünf bis zehn Globuli in ca. einem Viertelliter Wasser aufzulösen. Davon verteilt man ca. alle fünf Minuten einen Teelöffel voll im Mund, bis die Beschwerden nachlassen. Wo dies sinnvoll ist, ist dies bei der jeweiligen Beschreibung des Krankheitsbildes im zweiten Teil des Buches angegeben. Ist Auflösen nicht möglich, mehrmals hintereinander fünf Globuli im Mund zergehen lassen. Tritt in absehbarer Zeit, also bei einer Gallenkolik in etwa zehn Minuten, keine Besserung ein, ist das Mittel unpassend und daher wenig oder nicht wirkungsvoll.
Merke: Paßt das Mittel nicht zum Krankheitsbild, können auch mehrfache Wiederholungen der Mittelgabe nichts verbessen!

Überdosierung kann nur dann eintreten, wenn man das Mittel nach dem Einsetzen einer Besserung weiterhin nimmt. Die Erscheinungen sind aber meistens nicht ernst und klingen bald wieder ab.

Vergiftungen mit homöopathischen Mitteln sind nicht möglich, auch wenn es sich um an sich giftige Grundstoffe wie zum Beispiel Arsen oder Opium handelt. Im Handel sind homöopathische Medikamente nur in einer entsprechend potenzierten, ungiftigen Form erhältlich.

Nebenwirkungen sind bei der korrekten Anwendung von homöopathischen Mitteln nicht zu erwarten. Bei Verabreichung des richtigen Mittels sind allerdings positive Nebeneffekte möglich. Beispielsweise bemerkte ein Patient, der ein Mittel für seine Magenbeschwerden einnahm, daß nach einiger Zeit auch seine Kopfschmerzen und das Zahnfleischbluten verschwanden. Durch die ganzheitliche Wirkung der Homöopathie sind solche günstigen Effekte durchaus keine Seltenheit (siehe auch konstitutionelle Behandlung Seite 25).

Anwendung bei Kindern, in der Schwangerschaft und Stillperiode. Für die Anwendung der Homöopathie in Akutfällen besteht keine Einschränkung, es müssen auch keine besonderen Vorsichtsmaßnahmen eingehalten werden. Gerade Schwangerschaft, Geburtsperiode und Stillzeit sind Zeiten, in denen sich eine homöopathische Behandlung besonders empfiehlt!
Die Dosierung bei Kindern (Anzahl der Globuli) ist nicht anders als bei Erwachsenen. Lediglich auf alkoholhaltige Tropfen sollte bei Kindern verzichtet werden.

Wechselwirkungen mit anderen Medikamenten. Solche sind bei der Einnahme homöopathischer Mittel in Akutsituationen grundsätzlich nicht zu erwarten, da das Mittel ja nur Bezug zur Akutkrankheit und nicht zum chronischen Leiden hat und nur kurzfristig eingenommen wird. Dies gilt beispielsweise für insulinpflichtige Diabetiker oder bei der Einnahme einer Dauermedikation bei chronischen Krankheiten. In diesen Fällen darf die bestehende Medikation nicht ohne ärztliche Rücksprache geändert werden.

Nicht gleichzeitig zur homöopathischen Behandlung sollte man ätherische Öle (z. B. Kampfereinreibungen) anwenden oder Kaffee trinken. Diese schwächen die Wirkung homöopathischer Mittel ab.

Vorsicht! Es ist unvernünftig bis gefährlich, homöopathische Mittel wahllos und ungeordnet „auszuprobieren". Man kann chronische Krankheiten nicht nur anhand von Büchern kurieren. Lediglich Akutbeschwerden lassen sich bei Wahl des richtigen Mittels lindern. „Doktern" Sie nicht an sich herum. Wer nicht ausgebildeter Mechaniker ist, wird mit einem Technikbuch beim Reparieren seines Autos auch nicht weit kommen.
Und bedenken Sie: Wer jemand anderen im Krankheitsfall berät, muß auch die Verantwortung dafür übernehmen können.

Die Notfallapotheke

Die Notfallapotheke umfaßt 72 Mittel. Mit diesen 72 Mitteln können die wichtigsten und häufigsten Akutfälle behandelt werden. Es gibt aber sicherlich Fälle, für die ein anderes, hier nicht enthaltenes Mittel geeigneter wäre. Ihr homöopathischer Arzt hat im Einzelfall bestimmt noch andere Arzneien zur Hand, die für ganz spezifische Situationen angebracht sind. Erfahrungen über viele Jahre haben jedoch gezeigt, daß die 72 Mittel der Notfallapotheke in etwa 70 Prozent aller Akutfälle gute bis ausgezeichnete Resultate bringen. Chronische Krankheiten oder das akute Aufflackern chronischer Störungen sind aber mit diesen Mitteln ohne eingehende Untersuchung durch den homöopathischen Arzt nicht behandelbar.

Vorteilhaft ist es, wenn die Mittel im Akutfall sofort zu Hause verfügbar sind, da in Notfällen jede Minute kostbar ist. Und auf Reisen oder im Urlaub bekommt man nicht überall und nicht jederzeit homöopathische Medikamente. Deshalb sollte man die homöopathische Notfallapotheke (siehe auch Seite 26) immer mitnehmen.

Homöopathische Mittel in verschiedenen Formen. Sie erhalten in Apotheken homöopathische Medikamente in verschiedensten Darreichungsformen – als Tropfen, Verreibungen, Tabletten, Ampullen oder Globuli, d. h. Kügelchen. Letztere stellen die beliebteste Form dar und werden auch in unterschiedlichen Größen hergestellt, die bei uns übliche hat etwa die Größe eines Stecknadelkopfes und heißt Größe Nr. 3. Davon wiegen ca. 250 Stück ein Gramm. Falls Sie größere (z. B. Nr. 5) bekommen, genügen statt fünf bis zehn Globuli pro Gabe nur zwei bis drei, notfalls auch nur ein einziges. Betreffend der Wirkung sind keine Unterschiede in den verschiedenen Formen zu erwarten.

Auf dem Fläschchen finden Sie folgende Bezeichnungen: als Übertitel „Homöopathisches Arzneimittel", den Namen des Mittels – zum Beispiel Veratrum alb. –, die Potenzierungsart – C wie Centesimalpotenz –, die Potenzhöhe – 12 –, eine Chargennummer, ein Ablaufdatum, Warnhinweise betreffend Kinder, die Darreichungsform (zum Beispiel Globuli), die Menge (zum Beispiel ein Gramm), die Anwendungsform „zum Einnehmen" und ev. noch zusätzliche Hinweise.

Dosierung: Es entsprechen fünf Globuli der Größe Nr. 3 etwa fünf Tropfen, etwa einer Messerspitze einer Verreibung, einer Tablette oder einer Ampulle.

Lagerung und Aufbewahrung. Es empfiehlt sich, die homöopathischen Mittel bei Zimmertemperatur zu lagern und aufzubewahren, nicht bei direkter Sonneneinwirkung, an einem von Elektrogeräten einige Meter entfernten Ort. Außerdem nicht in unmittelbarer Nähe von ätherischen Ölen, Salben oder Einreibungen. Vorübergehende Einwirkung von tieferen oder höheren Temperaturen, die Sie auch selbst vertragen, schaden den Mitteln nicht. Eine Schwächung der Mittelwirkung durch Mikrowellengeräte, Radio- oder Fernsehgeräte ist möglich, aber nicht nachgewiesen. Eine Beeinträchtigung der Mittelwirkung durch Gepäckkontrollen mittels Durchleuchtungsapparaten auf Flughäfen wurde bis jetzt noch nicht beobachtet. Mittel in Tropfenform werden durch das Herumschütteln im Auto oder auf Reisen möglicherweise beeinträchtigt. Die Haltbarkeit von Globuli ist jedenfalls erstaunlich, man konnte auch bei Mitteln aus der Zeit Hahnemanns noch nach 150 Jahren ausgezeichnete Wirkungen beobachten.

Welche Reaktionen sind nach der Einnahme zu erwarten?

a) Im Idealfall – das Mittel hilft prompt. Je akuter und heftiger der Zustand ist, um so rascher tritt eine Besserung ein. Bei plötzlich aufgetretenen Schmerzen sollte eine Besserung bereits nach ca. 10 Minuten eintreten, also mindestens so schnell, wie man das von einem herkömmlichen Schmerzmittel erwartet.

b) Es tut sich nichts. Mögliche Ursachen:
- Das Mittel ist nicht richtig gewählt.
- Es wurde gleichzeitig ein die Mittelwirkung abschwächender Stoff angewendet (z. B. Kampfereinreibungen, die überaus scharf und stechend riechen, oder der Patient hat Kaffee getrunken oder gleichzeitig eine Zigarette geraucht).
- Es besteht ein mechanisches Hindernis.

Eine Mutter wunderte sich, daß das in früherer Zeit gut wirksame Mittel Chamomilla, gegen akute Bauchbeschwerden angewendet, ihrem Säugling eines Tages nicht und nicht helfen wollte. Bei einer genauen Untersuchung wurde es klar – eine Haarnadel hatte sich in der Windel verkeilt und sorgte für Probleme.

Ein anderes Beispiel: Magenschmerzen bei einem Patienten, der diese im Selbstverfahren immer wieder mit Phosphor lindern konnte, besserten sich plötzlich nicht mehr und wurden bald unerträglich. Als der Kranke nach Stunden endlich dem Drängen der Angehörigen nachgab und einen Arzt konsultierte, ergab der Befund, der auch zur sofortigen Operation führte, ein durchgebrochenes Zwölffingerdarmgeschwür. Dies zeigt, wie wichtig die ärztliche Verordnung und Kontrolle auch bei homöopathischen Mitteln ist. Ist mit dem möglichst passenden Mittel der Notfallapotheke keine Besserung zu erzielen, muß notfalls auf herkömmliche Medikamente zurückgegriffen werden, bis der Arzt kommt. Natürlich ist es bei der Auswahl von 72 Mitteln möglich, daß ein etwas ausgefalleneres Mittel gerade Ihr richtiges Heilmittel wäre und sich nicht in der Sammlung befindet. Hier finden Sie natürlich Hilfe durch ärztliche Beratung.

c) Anfängliche Besserung, dann läßt die Wirkung nach. Wenn die Beschwerden genau gleich wiederkommen, sollte das Mittel wiederholt werden und daraufhin wieder Besserung eintreten (z. B. anfängliche Besserung von Rückenschmerzen nach Sturz, diese treten nach drei Stunden wieder auf). Ändert sich das Bild oder tut sich nichts mehr, ist ärztliche Beratung unerläßlich.

d) Die sogenannte Erstreaktion oder Erstverschlimmerung ist für manche Patienten immer noch ein Schreckgespenst. Diese ist nichts anderes als eine leichte Verstärkung der ursprünglichen Beschwerden, die aber nur kurz auftritt. Treten andere Symptome auf, ist dies keine Erstverschlimmerung, sondern ein Zeichen dafür, daß die Sache nicht richtig läuft. Auch wenn die Erstreaktion nicht abklingt und alles schlechter wird, war es keine Erstreaktion, sondern ein Zeichen dafür, das das Mittel nicht paßt (siehe b).

> Zum Abschluß dieses Abschnitt möchte ich nochmals wiederholen: Bitte versuchen Sie nicht, Krankheiten im Selbsthilfe-Verfahren zu heilen. Dadurch könnten Sie den Patienten in große Gefahr bringen. Die Empfehlungen in diesem Buch zielen lediglich darauf ab, Akutbeschwerden bis zum Eintreffen des Arztes zu lindern.

Die homöopathischen Arzneien

Die Beschreibungen der Arzneien im dritten Teil des Buches (ab Seite ...) enthalten neben der Charakteristik des jeweiligen Mittels und den Hauptwirkbereichen im Akutfall noch folgende Informationen:

Allgemeine Begleiterscheinungen: Diese können bei den unterschiedlichsten Krankheiten zusätzlich auftreten, beispielsweise Schwitzen und Frösteln bei Husten, oder auffallende Schwäche und Übelkeit bei Kopfschmerzen. Es sind Symptome, die den ganzen Menschen betreffen, daher allgemein sind.

Besser durch/schlechter durch: Hier werden jene Umstände beschrieben, die die Beschwerden in einer Art und Weise beeinflussen, die zu dem Mittel paßt.

Ähnliche Mittel: Diese sind bei den angeführten Akutzuständen ebenfalls in Betracht zu ziehen. Es handelt sich hier jedoch nicht um eine vollständige Aufzählung – diese würde den Rahmen des Buches sprengen.

> Sowohl im zweiten als auch im dritten Teil des Buches werden bei Angaben zu den Ursachen für den Krankheitsbeginn, bei „besser durch", schlechter durch" und „ähnliche Mittel" immer zuerst die häufigeren und wichtigeren Zustände bzw. Mittel, danach in absteigender Reihenfolge die selteneren und unwichtigeren angeführt. Es wird Ihnen auffallen, daß unter „ähnliche Mittel" diese nicht alphabetisch angeführt sind. Diese hierarchische Ordnung dient zur Erleichterung beim Suchen. Ebenso werden im zweiten und dritten Teil zuerst immer die häufigeren, wichtigeren Krankheitsfälle beschrieben, danach die selteneren.

Beispiel: Teil II – Kapitel „Blasenbeschwerden", akute Harnblasenbeschwerden.
Beschwerden beim Urinieren: Das häufigste Mittel ist Petroselinum, danach Eupatorium purpur., danach Nux vomica, wobei die beschriebenen Beschwerden möglichst mit dem Krankheitszustand übereinstimmen müssen.
Beim Unterkapitel „Harnblasenbeschwerden durch Unterkühlung" ist Dulcamara das naheliegendste Mittel, danach Causticum, danach Pulsatilla, danach Eupatorium purpur.

Anwendungsbeispiele

Beispiel 1

Rudi, ein gestreßter Manager, hat plötzlich Magenschmerzen, nachdem er bei Zigaretten, Bier und Whisky etwas übertrieben hat.
Kapitel: „Magenschmerzen, Sodbrennen, Schluckauf"
1. Spalte: „Krampfartige Schmerzen"
2. Spalte: „Nach Aufregung, Ärger oder Zorn, meist nach zuviel Genußmittel oder zuwenig Schlaf, meist mit Übelkeit, eher bei Männern"
3. Spalte: Dieser Beschreibung entspricht das Mittel „Nux Vomica"
Einnahme von ca. fünf Globuli Nux Vomica, bei Besserung nicht wiederholen. Falls Besserung eintritt und nach ein paar Stunden nachläßt, Mittel nochmals nehmen.

Beispiel 2

Katja hat nach dem Skateboardfahren Hautabschürfungen und eine ausgefranste Wunde am Unterarm mit Schmerzen.

Kapitel: „Wunden, Verletzungen, Blutungen"

1. Spalte: „Mechanische Verletzungen der Haut"

2. Spalte: „Eingerissene oder ausgefranste Wunden mit Blutung, ev. schmerzhaft, schlechter durch Wärme oder Bewegung, kühle Umschläge bessern"

3. Spalte: Dazu paßt „Calendula"

Sofortige Einnahme des Mittels, Wundversorgung, ev. noch einige Tage anschließend einmal täglich das Mittel einnehmen, bei guter Wundheilung und Schmerzfreiheit nicht wiederholen.

Beispiel 3

Kurt schreit vor Schmerz, nachdem er sich beim Fußballspielen die Achillessehne gezerrt hat.

Kapitel: „Sportbedingte Beschwerden und Sportverletzungen"

1. Spalte: „Sehnenzerrung"

2. Spalte: „Schmerzen und Empfindlichkeit gegen jede Berührung"

3. Spalte: Dieser Beschreibung entspricht „Ruta"

Fünf Globuli des Mittels in einem Viertelliter Wasser auflösen, alle paar Minuten einen Teelöffel voll davon im Mund verteilen lassen. Wenn Auflösen nicht möglich ist, einfach die Globuli unter der Zunge zergehen lassen. Außerdem: Kalte Umschläge bzw. einen Eisbeutel auflegen. Den Fuß vom Arzt begutachten lassen.

Kompliziertere Beispiele mit genauer Reihung der Symptome

Beispiel 4

Max hat sich beim Schachspiel ordentlich angestrengt. Jetzt hat er Kopfschmerzen, die vom Hinterkopf ausgehen und nach vorn ausstrahlen. Er fühlt sich eher müde und ist ganz blaß im Gesicht.

Auffallend und besonders ist die Ursache, die Konzentration beim Schachspielen. Allgemein ist die Müdigkeit und das blasse Gesicht.

Reihung der Symptome:

Nr. 1: Ausstrahlung der Kopfschmerzen vom Hinterkopf nach vorn

Nr. 2: Ursache: Konzentration, geistige Anstrengung

Nr. 3: Allgemein: Müdigkeit, Blässe

Wünschenswert wäre es, für das beste, weil auffallende Symptom der Schmerzausstrahlung ein Mittel zu finden.

Kapitel: „Kopfschmerzen"

1. Spalte: „Kopfschmerz diffus, dumpf, eher mit Blässe und Schwäche."

3. Spalte: Hier findet sich neben anderen Mitteln Gelsemium und Vincetoxicum, wobei für Gelsemium im Teil III die Beschreibung am besten zutrifft. Einnahme von fünf Globuli Gelsemium C 200 unter die Zunge.

Beispiel 5

Peter hat sich beim Basketballturnier die Muskeln an der Vorderseite des linken Oberschenkels empfindlich gezerrt. Es brennt dort richtig, er möchte Ruhe und kühle Umschläge. Er ist ziemlich unruhig, nervös und fröstelig. Eigenartig ist, daß er das Bein lieber etwas bewegen will, was zwar den Schmerz nicht bessert, ihm insgesamt aber guttut.

Reihung der Symptome:

Nr. 1: Verlangen nach Bewegung des leidenden Körperteiles; normalerweise hält man ihn lieber ruhig.

Nr. 2: Ursache: Zerrung von Muskeln, Trauma

Nr. 3: Gemüt: Unruhe, Nervosität

Nr. 4: Allgemein: fröstelig

Nr. 5: Möchte kühle Umschläge und Ruhe – ist verständlich, daher kein zu verwertendes Symptom.

Kapitel: „Sportbedingte Beschwerden"

1. Spalte: „Muskelzerrung, Muskeleinriß".

2. und 3. Spalte: Hier ist unter den vier angeführten Arzneien Rhus tox. die ähnlichste. Einnahme von 5 Globuli Rhus tox. C 12, das nach anfänglicher Besserung wegen leichtem Wiederkehren der Beschwerden nach drei Stunden wiederholt werden muß. Nach Ruhigstellung und Salbenbehandlung durch den Arzt nimmt Peter das Mittel noch bei fallweise auftretenden Schmerzen während der nächsten vier Tage und ist nach einer Woche wieder in Ordnung.

Beispiel 6

Ulla hat selten Probleme während der Periode. Jetzt, vor der Prüfung, geht es los: Plötzlich hat sie mit Eintreten der Blutung Herzklopfen, bekommt wenig Luft und ist richtig nervös und fahrig. Außerdem hat sie im Unterbauch ziemliche Krämpfe.

Reihung der Symptome:

Nr. 1: Herzklopfen und Atemnot ist für sie vollkommen neu im Zusammenhang mit der Menses, daher am hochwertigsten

Nr. 2: Ursache: die Prüfung

Nr. 3: Nervös und unruhig: ein Gemütssymptom

Nr. 4: Unterbauchkrämpfe: ein lokales Symptom, das am wenigsten hochwertig ist

Kapitel: „Menstruationsbeschwerden"

1. Spalte: „Andere körperliche Beschwerden"

2. Spalte: „Herzklopfen"

3. Spalte: Cactus. In der Beschreibung des Mittelbildes im Teil III findet sich die Bestätigung für die Mittelwahl. Einnahme von 5 Globuli Cactus, was das Herzklopfen prompt bessert.

Nach der Akutbehandlung – was tun?

Immer wieder kommt es vor, daß im Notfall eingenommene homöopathische Mittel eindrucksvoll und ausreichend wirken. Dann erhebt sich die Frage, welche weiteren Schritte anschließend unternommen werden müssen.

Behandlung immer wiederkehrender akuter Leiden und von chronischen Krankheiten (Konstitutionstherapie)

Für den Fall, daß Ihnen im Akutfall die Homöopathie gutgetan hat, werden Sie damit wohl zufrieden sein. Bei immer wiederkehrenden Akutbeschwerden, z. B. bei Anfälligkeit gegen Kälte und Nässe, immer wieder auftretenden Kopfschmerzen bei Überanstrengung, bei Reisekrankheit oder Menstruationsbeschwerden empfiehlt sich folgende Vorgangsweise, um die persönliche, chronische Veranlagung zur Bereitschaft für gewisse Akutkrankheiten auszuheilen. Dies muß mit einem umfassenderen Langzeitmittel in Angriff genommen werden. Das nennt man konstitutionelle Behandlung, bei der sowohl die chronischen Beschwerden und Anfälligkeiten als auch die akuten Störungen in die Mittelwahl einbezogen werden. Konstitution ist nichts anderes als die Summe aller angeborenen Eigenschaften und Anlagen. Die Konstitutionsbehandlung geschieht im Rahmen eines homöopathischen Erstgespräches, bei dem die aktuellen und früheren Krankheiten sowie die allgemeinen und psychischen Symptome genau erfaßt werden, aufgrund welcher dann das entsprechende Mittel verschrieben wird.
Beispiel: Jemand leidet an immer wiederkehrenden Magenbeschwerden im Frühjahr. Der gehetzte Manager mit krampfartigen Beschwerden morgens braucht Nux vomica, die stille Hausfrau mit Unverträglichkeit von fetten Speisen benötigt Pulsatilla. Aufgrund der unterschiedlichen Konstitutionen also ganz unterschiedliche Mittel für ein und dieselbe Krankheitsdiagnose. Diese individuelle Unterscheidung in den Krankheitsbildern und der Person an sich macht die Kunst der homöopathischen Verschreibung aus. Im Idealfall stimmen die Eigenarten der Person und der Krankheit mit dem Mittelbild überein und ergeben so Heilung und optimales körperliches und seelisches Wohlbefinden. Aufgrund langjähriger Erfahrung mit einzelnen Mitteln hat sich der Begriff Konstitutionsmittel eingebürgert. Damit meint man, daß z. B. die durch Nux vomica geheilten Menschen einige wichtige Grundzüge des Mittels gemeinsam haben: Hektik, Reizbarkeit, Empfindlichkeit gegen Kälte und Liebe zu Genußmitteln. Natürlich ist in dem Mosaik dieser vier Symptome Nux vomica nicht das einzige Medikament, sondern eines von vielen. Hier wird verständlich, welche Schwierigkeit einerseits, aber auch großartige Chance für die Heilung chronischer Krankheiten mit der Homöopathie besteht.

Die Zusammensetzung

der homöopathischen Notfallapotheke*

1	Acidum phos. C 12	37	Iris C 12
2	Aconitum C 200	38	Lachesis C 12
3	Ammonium muriat. C 12	39	Latrodectus C 200
4	Antimonium tartar. C 200	40	Ledum C 200
5	Apis C 12	41	Lycopodium C 200
6	Arnika C 200	42	Magnesium phos. C 12
7	Arsenicum album C 200	43	Magnesium sulf. C 200
8	Arum triphyllum C 12	44	Mercurius solub. C 12
9	Belladonna C 12	45	Myristica C 200
10	Bellis perennis C 200	46	Natrium muriat. C 200
11	Bryonia C 12	47	Nux vomica C 200
12	Cactus C 30	48	Okoubaka C 12
13	Calendula C 200	49	Opium C 12
14	Camphora C 12	50	Petroselinum C 12
15	Cantharis C 12	51	Phosphor C 12
16	Carbo vegetabilis C 30	52	Phytolacca C 12
17	Causticum C 12	53	Plantago major C 200
18	Chamomilla C 200	54	Podophyllum C 12
19	Chelidonium C 12	55	Pulsatilla C 12
20	China C 12	56	Pyrogenium C 200
21	Chloralum C 200	57	Quillaya C 200
22	Cocculus C 12	58	Rauwolfia C 12
23	Colocynthis C 12	59	Rhus tox. C 12
24	Cuprum C 30	60	Ruta C 200
25	Drosera C 200	61	Sabadilla C 12
26	Dulcamara C 200	62	Scilla C 12
27	Eupatorium perfol. C 12	63	Spigelia C 200
28	Eupatorium purpur. C 12	64	Spongia C 200
29	Euphrasia C 12	65	Sulfur C 12
30	Ferrum phos. C 12	66	Symphytum C 12
31	Gelsemium C 200	67	Tabacum C 12
32	Glonoinum C 200	68	Urtica urens C 12
33	Hypericum C 200	69	Veratrum C 12
34	Ignatia C 200	70	Verbascum C 12
35	Influenzinum C 200	71	Viburnum C 30
36	Ipecacuanha C 12	72	Vincetoxicum C 12

---

* in den gebräuchlichen Abkürzungen mit Angabe der empfohlenen Potenz

Teil II

Krankheiten und Akutfälle

Allergischer Schnupfen (Heuschnupfen)

Die Akutmittel sind vor allem dann hilfreich, wenn der Heuschnupfen nicht schon jahrelang besteht. Da es sich um ein individuell sehr unterschiedliches Krankheitsbild handelt, existieren einige hundert homöopathische Arzneien für die Behandlung von Allergien, so daß mit den wenigen nachstehend angegebenen Mitteln nur eine Überbrückung möglich ist. Für eine Ausheilung ist eine konstitutionelle Behandlung (siehe S. 25), manchmal über Jahre, unerläßlich.

Heuschnupfenartige Beschwerden durch unbekannte Auslöser lassen sich ebenso erfolgreich beheben, wenn das Krankheitsbild mit der Beschreibung übereinstimmt (z. B. Beschwerden nach Einnahme bestimmter Lebensmittel).

Hauptbeschwerden im Bereich der Nase und Augen mit allgemeiner Müdigkeit	Fließschnupfen mit anfallsweisem und heftigem, oft krampfartigem Niesen, wäßriger Absonderung der Nase und der Augen, verbunden mit Rötung und Brennen. Lichtempfindlichkeit und vermehrter Tränenfluß beim Gehen im Freien, Husten und Niesen. Abwechselnd Nasenverstopfung und Absonderung aus der Nase. Ev. mit Kopfschmerz in der Stirn oder den Schläfen, mit Schwindel und dumpfem Gefühl im Kopf. Im Hals ev. ein Gefühl von Zusammenschnüren, Kratzen oder eines Fremdkörpers.	Sabadilla
	nahezu ständiger Fließschnupfen mit Tränenfluß beim Niesen, ev. rote oder leicht brennende Augen, „alles fließt". Die Absonderung aus der Nase ist bald wundmachend. Ev. mit leichtem Halsweh und/oder Kitzeln in Hals und Kehlkopf, das einen trockenen, kurzen Husten verursacht. Müdigkeit und Gefühl von Muskelschwäche. Manchmal häufiger Harndrang.	Scilla
	Hauptbeschwerden im Bereich der Augen mit reichlich Sekret, Tränen, Lidschwellung mit Brennen und Rötung der Augen, Lichtempfindlichkeit, wenig Niesen und eher mildem Fließschnupfen, ev. Erstickungsgefühl in der Nase	Euphrasia
	Schnupfen mit verstopfter Nase, gleichzeitig oder abwechselnd scharfe Absonderung, Jucken und Beißen an der Nasenöffnung mit dem Zwang, daran zu zupfen oder darin zu bohren, Schmerz an der Nasenwurzel und ev. Heiserkeit und rauher Hals	Arum triphyllum
	Fließschnupfen, auch einseitig, oft abwechselnd mit Verstopfung der Nase, Hitzegefühl in der Nase und Trockenheit, vor allem im warmen Zimmer. Schlechter in der	Nux vomica

Nacht, so daß schlafen aufgrund der verstopften Nase unmöglich wird, schlecht auch am Morgen, tagsüber bessert sich das Verstopfungsgefühl, und es überwiegt wäßrige Absonderung und Niesen. Ev. mit Nasenbluten morgens und beim Schneuzen. Empfindlich gegen die eingeatmete Luft, ev. Kopfweh oder benommener Kopf mit reizbarer Stimmung. Augen lichtempfindlich, ev. Tränenfluß während des Fließschnupfens.

Schnupfen ähnlich Nux vomica, aber mehr brennendes Gefühl und Wundheit in der Nase und auch in den Augen, mit dem Gefühl, als wären Sandkörner in den Augen. Auch allgemeines oder teilweises Hitzegefühl, zum Beispiel am Kopf oder an den Füßen; keine Besserung im Freien, Verlangen nach Ruhe und viel Durst nach kühlen Getränken. Ev. auch rauher Hals und Jucken in Nase, Hals und Ohren. Ungeduldige, reizbare oder gleichgültige Stimmung **Sulfur**

massive Verstopfung der Nase, Gefühl von Schwellung der Schleimhäute und ev. Brennen, oft auch häufiges Niesen und Wechsel zwischen Absonderung und Trockenheit, störendes Jucken im Hals. Geschlossener Raum ist unerträglich, ev. auch Trockenheit oder Zusammenschnüren im Hals ohne Durst. Schwellung der Augenlider mit Brennen oder Stechen, Tränenfluß und Rötung des Auges. Jucken im Gehörgang oder zwischen Nase und Ohren. Bei aktiven (bienenfleißigen), unruhigen, allgemein eher hitzigen Personen **Apis**

ähnlich Apis, aber alle Symptome sind weniger aggressiv und sehr unregelmäßig: Einmal ist die Nase wäßrig oder schleimig rinnend, dann wieder verstopft, oft auch nur einseitig oder an abwechselnden Seiten mit reduziertem Geruchsvermögen. Erstickungsgefühl in der Nase **Pulsatilla**

furchtbar ätzender Schnupfen, Tränenfluß und heftiges, anfallsweises Niesen, Völle und Druckgefühl im Kopf, innerhalb kurzer Zeit dabei das Gefühl von Atemnot, Beklemmung in der Brust und pfeifendes Geräusch beim Atmen **Chloralum**

Atemnot

Atmungs-notfälle	⊗ **Der Globi warnt:** Atmungsnotfälle immer nach dem ABC-Schema der Ersten Hilfe versorgen (siehe Seite 10 f.). Zuerst Unfallstelle absichern, stabile Lagerung gewährleisten, Atemwege freimachen, dann Beatmen, dann Herzmassage! Rettung alarmieren. Gleichzeitig können folgende Hinweise hilfreich sein:	
	Atemnot durch Behinderung der Atmung infolge Wasser, Schleim oder Erbrochenem (z. B. bei Ertrunkenen, Bewußtlosen, Schwerstverletzten oder nach Einwirkung giftiger Gase):	
	● Atemnot mit oder ohne Hustenreiz; Rasseln in der Lunge, Totenblässe, ev. große Übelkeit, drohende oder eingetretene Bewußtlosigkeit mit Kälte der Haut	**Antimonium tartar.**
	● wie oben, mit großem Beklemmungsgefühl in der Brust und dem Bedürfnis, sich die Kleider vom Leib zu reißen, große Unruhe und Angst, trotzdem oft mit Redefluß, ev. bläuliche Verfärbung des Gesichtes	**Lachesis**
	● Atemstillstand oder schnarchende, aussetzende Atmung bei drohender oder eingetretener Bewußtlosigkeit, z. B. nach Trauma oder Ertrinken, trotz massiver Verletzungen anscheinend Schmerzlosigkeit, Gesicht blaß oder auch tiefrot, Ursache für den Zustand liegt offenbar in einer schweren Gehirnverletzung oder Vergiftung	**Opium**
	Dosierung: In lebensbedrohlichen Fällen ca. 5 Globuli alle paar Minuten in den Mund geben, bis Besserung eintritt.	
Atemnot	Atemnot kann Ausdruck verschiedenster Störungen sein und muß immer ärztlich abgeklärt werden. Bis dahin können folgende Hinweise eine Überbrückung ermöglichen:	
Atemnot ohne ersichtliche Ursache oder bei noch unbekannter Allergie (z. B. Hausstaub oder Tierhaare)	mit erschwertem Ein- und/oder Ausatmen; ziehende oder quietschende Geräusche in der Brust und/oder im Hals, kein Schleim. Ev. mit Schnupfen, Niesen und Kitzeln in den Atemwegen, Kopfdruck, Hitzegefühl und Unruhe	**erstes Mittel Chloralum**
	ähnlich Chloralum, bei eher korpulenten, schwerfälligen, verfrorenen Menschen, die für körperliche Betätigung nicht ansprechbar sind. Schon leichte Anstrengung führt zu Kurzatmigkeit. Neigung zu Heiserkeit und Atemwegsproblemen mit reichlich Schleim	**Ammonium muriat.**

30

	weniger Beschwerden in der Nase, vorwiegend krampfartige Atemnot in der Brust mit quietschenden Geräuschen, ev. Übelkeit	**Cuprum**
Atemnot durch Bienengift-allergie	infolge Überempfindlichkeit gegen Bienen- oder Insektengift gleich nach dem Stich. Mit großer Angst und Unruhe, Atemnot, ev. Hautausschlag, Schwäche oder Kollaps. Sofort Rettung oder Notarzt anfordern!	
	mit Schwellungsgefühl im Hals, Mundtrockenheit ohne Durst, Gesichtsblässe, Hitzegefühl und Verlangen nach Kühle	**Apis**
Atemnot durch Sturz auf den Rücken	Zerschlagenheitsgefühl im Rücken, große Atembeklemmung und Empfindlichkeit gegen jede Berührung und Bewegung, Unruhe, ev. Übelkeit und Angst	**Hypericum**
Atemnot durch Über-anstrengung, verbunden mit Schwäche	Kreislaufbeschwerden wie z. B. leichter Schwindel beim Stehen und Gehen, Blässe, Gefühl von Kopfleere, ev. Schwitzen, Schwächegefühl in der Brust, besonders beim Sprechen, Folge von starkem Schwitzen oder Säfteverlust (z. B. Menstruation, Durchfall)	**Acidum phos.**
	ähnlich Acidum phos., aber eher mit Zittern der Glieder, Schwäche wird in den Knien oder im Bauch empfunden, Beklemmungsgefühl in der Brust, auch nach Blutverlust	**Phosphor**
	plötzliche Schwäche, Atemnot und Kreislaufkollaps, kalter Schweiß, besonders an der Stirn, mit elendem Gefühl	**Veratrum**
Atemnot durch Überhitzung oder über-hitztes Zimmer	Atemnot verbunden mit plötzlicher Kreislaufschwäche siehe oben	**erstes Mittel Ammonium muriat.**
	Gefühl von Atemnot, ev. Druck oder Brennen in der Brust, mit beschleunigtem Atmen und Verlangen nach frischer Luft und kalten Umschlägen, bei allgemein eher hitzigen, hektischen und frischlufthungrigen Menschen	**Apis**
	außer Apis, das eher zu geschäftigen, robusten Menschen paßt, bei eher sensiblen, eher ruhigen Frauen mit Neigung zu Venenleiden und Kreislaufproblemen	**Pulsatilla**
Atemnot durch Aufregung, Ärger, Zorn	mit heftiger Reizbarkeit und Ungeduld, Engegefühl in der Brust und ev. Rauheit im Hals, oft auch bei unruhigen Kindern	**Chamomilla**

Augenprobleme

Verletzung durch Schlag oder Stoß („blaues Auge"), zum Beispiel durch einen Tennisball	mehr oder weniger großer Bluterguß im Bereich der Lider, Rötung des Auges und Schmerzen ● mit argen Schmerzen, Bluterguß und allgemeiner Zerschlagenheit, Verlangen nach kalten Umschlägen ● Schmerzen mit Druckgefühl in der Augenhöhle, Schwellung der Lider und Empfindlichkeit gegen Bewegung	**erstes Mittel** **Arnika** **Symphytum**
	☺ **Der Globi empfiehlt:** Im Akutfall können bei heftigen Schmerzen Arnika und Symphytum ca. alle drei Minuten abwechselnd eingenommen werden, bis Schmerzlinderung eintritt (dabei fünf Globuli Arnika in ca. 1/4 Liter Wasser auflösen, alle paar Minuten einen Löffel voll im Mund verteilen lassen, dazwischen jeweils fünf Globuli Symphytum).	
Augenbeschwerden durch weniger heftige Gewalteinwirkung	Schmerzen ziehend oder brennend, mit dem Gefühl von Hitze im Auge beim Schauen, Tränenfluß, Verschlechterung beim Versuch zu lesen oder zu fixieren	**Ruta**
	nur leichte, oberflächliche Blutung oder Abschürfung der Lider, wenig Schmerzen im Auge, aber allgemeines Krankheitsgefühl	**Bellis perennis**
Beschwerden durch kalten Wind, Zugluft, Fremdkörper oder nach dem Schwimmen	Röte des Auges und brennender Schmerz, wobei vor allem die Augenlider betroffen sind. Tränenfluß und Gefühl von Druck oder Zusammenschnüren im Auge	**erstes Mittel** **Euphrasia**
	Tränenfluß, Rötung und Empfindlichkeit des Auges, ev. Gefühl von feinem Sand oder Brennen im Auge	**Aconitum**
	heftige, schneidende Schmerzen, Gefühl des Vergrößertseins, Rötung und/oder Brennen, bei an sich übervorsichtigen, empfindlichen Personen	**Spigelia**
Augenbeschwerden ohne ersichtliche Ursache	Rötung, Brennen, Hitzegefühl	**Erstes Mittel** **Euphrasia** **Belladonna**
	starke Rötung und Hitzegefühl, meist stechende oder zusammenschnürende Schmerzen, „glasige Augen", ev. auch nach Augenverletzung	

32

	Gefühl, das Auge sei hart, kalte Anwendungen bessern, Tränen beim Lesen und müdes Gefühl, bei sensiblen, eher ängstlichen Personen	**Phosphor**
	krampfartige Schmerzen oder Gefühl von Zusammenkrampfen, besser durch Wärme und Druck, der Schmerz strahlt ev. nach hinten in den Augapfel aus	**Magnesium phos.**
Augenbeschwerden durch Überanstrengung beim Lesen, durch Bildschirmarbeit oder „Verblitzen"	Gefühl von Müdigkeit, manchmal auch eines Haares im Auge, die Augenlider ziehen sich unwillkürlich zusammen und können nur mit Mühe offengehalten werden, Schmerzen ziehend oder brennend, Tränenfluß, Hitzegefühl im Auge, sofort Verschlechterung beim Versuch zu lesen oder zu fixieren	**Ruta**
	bei Schwerpunkt der Beschwerden im Bereich der Augenlider, brennendes Gefühl, Rötung und Schwellung	**Euphrasia**

☹ **Der Globi warnt:** Augenbeschwerden oder -verletzungen immer durch einen Arzt begutachten lassen!

Bauchbeschwerden schmerzlos, Verstopfung, Hämorrhoiden

Schmerzlos oder mit wenig Schmerzen, mit Völle, Blähungen, Aufstoßen	Nach Überessen, auf Reisen oder im Urlaub durch Ernährungsumstellung, ev. mit allgemeinem Unwohlsein ● Unverträglichkeit von Fett, Öl oder anderen Speisen, Blähungen, mit leichter Übelkeit und/oder weichem Stuhl, ev. mit Hautausschlägen oder Hautjucken	**Okoubaka**
	● mit Rumoren, Blähungen, aufgetriebenem Bauch, ev. Frösteln abwechselnd mit Hitzegefühl, Schwäche oder Kreislaufproblemen, weicher Stuhl, speziell nach Obst	**China**
	● mit hörbaren Geräuschen und Bauchzwicken, danach explosiver Durchfall, seltener mit Verstopfung	**Magnesium sulf.**
	● mit schmerzlosem Durchfall, speziell im Sommer, nach Abkühlung oder kalten Getränken	**Ferrum phos.**
Verstopfung	infolge Reise, Urlaub, Zeitumstellung oder grundlos ● ohne jeden Drang, alles im Bauch ist wie tot	**Opium**
	● mit vergeblichem oder unvollständigem Drang, nur kleinen Stuhlmengen oder Zurückbleiben des Stuhles, ev. mit Hämorrhoidalbeschwerden, ev. leichter Übelkeit, auch infolge ungewohnter oder unzuträglicher Lebensmittel	**Nux vomica**
	● erfolgloser Drang, kleine, schwierige Stühle, vor allem aufgeblähter, druckempfindlicher Bauch mit Windabgang	**Lycopodium**
	● verbunden mit Magenbeschwerden, Völle, Aufstoßen, Druckgefühl, Empfindlichkeit des Bauches, auch gegen Bewegung; großer Durst, eher bei reizbaren Typen, denen leicht die Galle übergeht	**Bryonia**
	● wie Bryonia, aber wenig Durst, eher bei sensiblen Frauen	**Pulsatilla**
	● Druck im rechten Oberbauch, ausstrahlend in den Rücken, Völlegefühl, ev. leichte Übelkeit; bei verfrorenen Menschen mit empfindlicher Leber	**Chelidonium**
Hämorrhoiden	akute Schmerzen mit Blutung, ev. bei hartem Stuhl	**Nux vomica**
	● brennende Schmerzen und starke Berührungsempfindlichkeit	**Sulfur**

Lebensmittelunverträglichkeit siehe Kapitel „Magenbeschwerden" und „Vergiftungen"

Bauchschmerzen akut, vorwiegend krampfartig

Haupt-beschwerde Kolik im rechten Oberbauch („Gallenkolik")	Plötzliche, krampfartige und wellenartige Schmerzen im rechten Oberbauch, ev. mit Übelkeit, Brechreiz oder Erbrechen • blitzartige, heftige Krämpfe, die nach verschiedenen Richtungen ausstrahlen, blasses Gesicht und allgemeine Unruhe, besser durch Zusammenkrümmen, Druck und feuchtwarme Umschläge	**Magnesium phos., Colocynthis**
	• mit Ausstrahlung der Schmerzen nach rechts zum Rücken oder Schulterblatt hin, ev. mit gelblich belegter Zunge	**Chelidonium**
	• mit großer Unruhe, Hitzegefühl, rotem Gesicht und großer Reizbarkeit	**Belladonna**
Rechter Unterbauch = Blinddarmgegend	heftige Schmerzen, die nach verschiedenen Richtungen ausstrahlen können, mit großer Unruhe, so daß sich der Patient immer bewegen und zusammenkrümmen muß, ev. mit Schweißausbruch	**Colocynthis**
	• mit Besserung durch Druck, Zusammenkrümmen und Wärme	**Magnesium phos.**
	eher lokalisierte Schmerzen, meist mit Verstopfung, jede Bewegung verschlechtert, so daß der Patient ruhig liegen muß	**Bryonia**
	☹ **Der Globi warnt:** Zum Ausschluß einer akuten Blinddarmentzündung ist unbedingt ärztliche Konsultation erforderlich!	
Mitte und/oder ganzer Bauch	heftige Krampfschmerzen, mit großer Unruhe und Reizbarkeit, so daß sich der Patient immer bewegen und zusammenkrümmen muß, ev. mit Schweißausbruch	**Colocynthis**
	Schmerzen mit Übelkeit und ev. Erbrechen, nach Überessen, Ärger oder Exzessen, ev. mit Durchfall und Frösteln, eher bei Männern	**Nux vomica**
	eher lokalisierte Schmerzen, meistens Verstopfung, jede Bewegung verschlechtert, so daß der Patient ruhig liegen muß, meist nach blähenden oder schwer verdaulichen Speisen	**Bryonia**
Einteilung nach Schmerz-charakter	akute, heftige, krampfartige, schneidende Schmerzen sind die bei den meisten Mitteln möglichen Schmerzqualitäten, besonders ausgeprägt bei den folgenden:	

• mit Intervallen oder andauernde, wellenartige Schmerzen, bei denen sich der Patient zusammenkrümmen muß, was manchmal etwas bessert, große Unruhe und Übelkeit	**Colocynthis**
• wie ein Blitz hineinschießende Schmerzen, besser durch Druck und Wärme	**Magnesium phos.**
• mit Übelkeit, Schwäche und Kreislaufbeschwerden, ev. mit Brechdurchfall	**Veratrum album**
• schneidende Schmerzen, quer durch den Bauch, große Empfindlichkeit gegen Berührung und beim Husten oder Niesen, ev. mit Frösteln und/oder bei Fieber	**Belladonna**
• kolikartige Schmerzen mit Gefühl von Wundheit, Blähungen, Aufstoßen, Erbrechen	**Nux vomica**
• krampfartige Schmerzen, die wellenartig kommen und gehen, besser durch kühle Getränke, oft mit erschöpfenden Durchfällen und Übelkeit begleitet, Kältegefühl und kalter Schweiß, ev. Schluckauf; mürrische, verkrampfte und schwierige Patienten	**Cuprum**
stechende Schmerzen	
• mit Verschlechterung durch Bewegung, tiefes Atmen und Druck, besser durch Ruhe und Anziehen der Beine	**Bryonia**
• mit Übelkeit, Erbrechen, das die Übelkeit nicht bessert, oft mit Durchfällen; meist reine Zunge, Besserung durch Ruhe und Verlangen nach mittleren Temperaturen; dunkle Ringe um die Augen; bei eher korpulenten, verfrorenen, eher anspruchsvollen und reizbaren Typen	**Ipecacuanha**
• mit übelriechenden Absonderungen (Stuhl, Schweiß oder Aufstoßen), wechselnde, meist stechende, brennende und mit Übelkeit einhergehende Schmerzen, Hitzegefühl und Verlangen, sich abzudecken, wechselt mit Frösteln und Wärmebedürfnis	**Sulfur**
brennende Schmerzen finden sich bei vielen Mitteln. Am deutlichsten ausgeprägt bei Sulfur (siehe oben)	
• heftige brennende Schmerzen, jedoch Verlangen nach Wärmeanwendungen. Allgemeine Schwäche, Unruhe und Angst mit Bedürfnis nach Wärme und Betreuung, wobei man es dem übergenauen und sensiblen Patienten schwer recht machen kann	**Arsenicum album**
• starker Durst, aber kurz nach dem Trinken wieder Erbrechen, Schwäche und Frösteln	**Phosphor**
Übelkeit als Hauptsymptom bei Bauchschmerzen	Übelkeit, Brechreiz und/oder Erbrechen, schlechter durch Bewegen und morgens, Frösteln, mit Überempfindlichkeit und Reizbarkeit, bei krampfartigen, wellenförmig verlaufenden Beschwerden	**Nux vomica**

	heftige Koliken, Übelkeit und Bedürfnis, sich zusammen-zukrümmen, große Unruhe	**Colocynthis**
	Totenübelkeit bei Krampfschmerzen, siehe oben	**Cuprum**
	Schwäche und Übelkeit mit Kreislaufbeschwerden, Auf-treibung des Bauches, Schmerzen meistens in der Nabel-gegend oder Druck im Magen, Verlangen nach erfrischen-den Säften	**Acidum phos.**
	andauernde Übelkeit, Beschwerden ev. in Verbindung mit Schleim in den Atemwegen und/oder Husten, siehe oben	**Ipecacuanha**
	drückende Bauchbeschwerden, Aufstoßen, Sodbrennen und Völlegefühl bis zum Hals, Frösteln abwechselnd mit Hitzegefühl und geringem Durst	**Pulsatilla**
	siehe auch Kapitel „Übelkeit, Brechreiz, Erbrechen"	
Blähungen in Verbindung mit Bauch-schmerzen	diffuse Blähungen und Aufgetriebenheit des Bauches, überempfindlich gegen Druck und selbst gegen Kleidung am Bauch, Blähungsabgang bessert die Schmerzen	**Chelidonium**
	● ev. mit Übelkeit, Rumoren im Bauch und weichem Stuhl, bei eher frostigen Menschen, die empfindlich auf Obst, Fett und Blähendes reagieren, meist vergrößerter Bauch von Kindheit an; überempfindlich gegen Zugluft und Kälte	**China**
	● ähnlich China, Beschwerden deutlich schlechter am Nachmittag, durch Süßes und Blähendes. Eher wenig ver-frorene, durstlose Menschen, die alles sehr genau nehmen und im Krankheitsfall oft schwierige Patienten sind; auch bei Bauchbeschwerden infolge Verstopfung hilfreich	**Lycopodium**
	● mit übelriechenden Absonderungen, Hitzegefühl an ein-zelnen Körperstellen, viel Durst auf Limonade; bei Men-schen, die zu unreiner Haut neigen, stehende Haltung schlecht vertragen und zu brennenden Beschwerden neigen	**Sulfur**
	● bei trägen, leicht erschöpften und frischlufthungrigen Menschen mit Neigung zu Venenleiden und Kälte der Ex-tremitäten. Starke Blähungen, Aufstoßen, viele Speisen werden nicht vertragen oder abgelehnt, besonders Fleisch, Fett und Milch. Langsame Verdauung und allgemeine Re-aktionsträgheit	**Carbo vegetabilis**

Kollaps infolge Bauchschmerzen siehe Kapitel „Kreislaufbeschwerden, Kollaps"
Bauchschmerzen in Verbindung mit Durchfall siehe Kapitel „Durchfall"
Bauchschmerzen infolge Kälteeinwirkung oder am Beginn einer Erkältung siehe Kapitel „Erkäl-tung, Fieber, Grippe"

Blasenbeschwerden, Nierenkolik

Akute Reizblase	ohne ersichtliche Ursache, Harn ist nicht auffallend, mit häufigem Urinieren und blitzartigem Harndrang, dem schnell nachgegeben werden muß. Vermeiden Sie Gewürze, Kaffee oder Küchenkräuter!	**Hauptmittel** Petroselinum
Akute Harnblasenbeschwerden ohne ersichtliche Ursache	häufiger Harndrang, meist kleine Portionen mit mehr oder weniger starkem Brennen oder Drängen. Harnveränderungen können oft nur mit Teststreifen diagnostiziert werden Beschwerden beim Urinieren: • Beschwerden wie bei der akuten Reizblase, ev. mit leicht überriechendem Harn • mit allgemeiner Schwäche und dem Gefühl, als sei die Harnröhre verstopft, schlechter durch Kälte • krampfartige Beschwerden in der Blase, häufiges Urinieren, ev. nur spärliche Mengen von Harn. Ev. Stuhlverstopfung. Eher bei gestreßten Männern, die zu reichlich Genußmitteln tendieren • auffallend wenig Urinabgang, wenig Durst und ev. Gefühl von Aufgedunsensein. An den Füßen oder Beinen Gefühl von Schwellung oder tatsächlich teigige, blasse, nicht hitzende, eindrückbare Schwellung der Haut. Harndrang ev. oft oder ständig, mit mehr oder weniger starken Schmerzen, dabei aber immer nur kleine Portionen • mit heftigstem Brennen und Wundheit, ständiger Harndrang, der auch nach dem Urinieren nicht abklingt. Der Harn geht ev. nur tropfenweise ab, ist dunkler, trübe und in extremen Fällen rot wie Blut; allgemein große Unruhe und ev. Rückenschmerzen ☹ **Der Globi warnt:** Blasenbeschwerden und/oder auffälliger Harn (trüb, überriechend, rot) müssen immer ärztlich abgeklärt werden. Dies gilt auch dann, wenn die Harnmenge deutlich geringer ist als normal (zur Kontrolle Harnmenge messen)!	Petroselinum Eupatorium purpur. Nux vomica Apis Cantharis
Harnblasenbeschwerden durch Unterkühlung	oder am Beginn einer Erkältung, mit Frösteln und allgemeinem Zerschlagenheitsgefühl, Besserung durch lokale Wärmeanwendungen • Schmerzen vor allem in der Harnröhre beim Wasserlassen, ev. andauernder Harndrang, der sofort nach dem Urinieren wieder einsetzt. Der Harn ist ev. trübe und/oder überriechend	**erstes Mittel** Dulcamara

● Brennen in der Harnröhre mit dem Gefühl von Blasenschwäche und/oder allgemeiner Muskelsteifigkeit oder „Muskelkater"; Bedürfnis, sich zu dehnen oder zu recken, nachdem alle Beschwerden in Ruhe unangenehmer sind. Ev. Nachträufeln des Harnes und/oder Harnabgang beim Husten, Niesen oder Lachen		**Causticum**
● meist bei Frauen, wenn eiskalte Füße, allgemeine Verfrorenheit und das Verlangen nach Wärmeanwendungen kombiniert sind mit der Unverträglichkeit von warmer Zimmerluft, allgemein wenig Durst		**Pulsatilla**
● Gefühl, als sei die Harnröhre verstopft, allgemeine Schwäche und/oder Gliederschmerzen		**Eupatorium purpur.**
● siehe oben unter Apis, Nux vomica, Cantharis		
Harnverhalten	oder Harnsperre bedeutet, daß kein Harn mehr aus der Harnröhre austritt, was zunehmend Schmerzen in der Blase verursacht, solange das Hindernis besteht. Dieser Akutzustand kann durch unterschiedlichste Ursachen entstehen und bedarf daher dringend ärztlicher Abklärung.	
	nach Schreck	
	● als erstes Mittel, wenn allgemeine Unruhe und Angst vorherrschen	**Aconitum**
	● bei Schreckfolgen mit Benommenheit und dem Gefühl, der Patient sei geistesabwesend	**Opium**
	nach Anstrengung	**Arnika, Rhus tox.**
	nach Bier	**Nux vomica**
	nach Erkältung, ev. mit Schmerzen in der Blase	
	● durch Wind oder trockene Kälte bei heftigem, akutem Zustandsbild mit großer Unruhe, Frieren und Angst, es könnte etwas Furchtbares passieren	**Aconitum**
	● infolge Durchnässung oder nassen Füßen	**Dulcamara**
	● eher bei Frauen	**Pulsatilla**
Blasenbeschwerden	nach Verletzungen, Stoß oder Schlag, ev. mit dem allgemeinem Gefühl von Schmerzen oder Zerschlagenheit und ev. mit rotgefärbtem Harn	**Arnika**
	⊗ **Der Globi warnt:** Bei Harnverhalten oder Blasenbeschwerden nach Verletzungen immer den Arzt konsultieren!	

Nierenkolik | heftige, zusammenkrampfende, wellenartig verlaufende, meist einseitige Schmerzen im Bereich des mittleren Rückens, ev. nach vorn ausstrahlend in den Bauch oder bis in die Blase. Die Ursache für derartige Beschwerden kann gänzlich unterschiedlich sein und bedarf ärztlicher Abklärung!

● mit großer Unruhe, Mundtrockenheit, Hitzegefühl, ev. abwechselnd mit Frösteln, ev. mit Übelkeit, eher bei Frauen | **Belladonna**

● Schmerzen vorwiegend rechts, mit Frösteln und blassem, fahlem Gesicht; wenig Durst, aber Verlangen nach Wärme, eher bei Männern | **Lycopodium**

● mit rotem Harn und brennenden Schmerzen in der Blase und/oder beim Urinieren, Nierenschmerzen schlechter während des Harndrangs und auch während des Wasserlassens | **Cantharis**

● Schmerzen mit Frösteln und kaltem Schweiß, besonders auf der Stirn, totenblasses Gesicht, Unruhe, Durst und große Schwäche, ev. Kreislaufkollaps | **Veratrum**

● Nierenschmerzen in Kombination mit Beschwerden beim Urinieren: siehe bei den oben beschriebenen Mitteln | **Dulcamara, Causticum, Pulsatilla**

⊗ **Der Globi warnt:** Nierenschmerzen, gleichgültig, ob sie mit oder ohne Medikament vergehen, immer ärztlich abklären lassen. Bei Vorliegen von Nierensand oder -steinen kehren die Beschwerden unvermittelt, heftig und zu den unpassendsten Momenten, meist in der Nacht, wieder!

Brustbeschwerden (weibliche Brust)

Folge von Schlag/Stoß	Schmerzen und ev. Schwellung der Brust, ev. mit „blauem Fleck" und allgemeinem Krankheitsgefühl	**Arnika**
	oberflächliche, eher breitflächige Blutung mit oder ohne Schmerzen oder Schwellung	**Bellis perennis**
Schmerzen in der Brust	infolge Aufregung, Ärger oder Erregung, ohne tastbare Veränderungen	**Phytolacca**
Anfang einer Entzündung, mit Röte, Schwellung und Schmerzen	am Beginn, oft ausgelöst durch Überanstrengung, Kälte oder Durchnässung, mit allgemeinem Frösteln, Zerschlagenheit, Unruhe und Angst	**Aconitum**
	mit stärkerer Rötung der Haut, pulsierenden Schmerzen und allgemeinem Hitzegefühl oder ev. Fieber, sehr empfindlich gegen Berührung oder Erschütterung beim Gehen	**Belladonna**
	geringe Rötung der Haut, aber schmerzhafte Härte der Brust, Frösteln, stechende Schmerzen, die nur in absoluter Ruhe besser sind, ev. mit Kopfschmerzen	**Bryonia**
Brustschmerzen und/oder Entzündung bei stillenden Frauen	Knotenbrust, bei der sich ein Teil entzündet, hart und berührungsempfindlich wird; allgemeine Schwäche und Frösteln, Verlangen nach Bettwärme, beginnender Milchstau	**Phytolacca**
	wie Phytolacca, aber empfindlich gegen warmes Zimmer, kalte Extremitäten, durstlos und fröstelig, bei sensiblen Frauen, die zu Venen- und Kreislaufproblemen neigen	**Pulsatilla**
	Schüttelfrost und allgemeine große Schwäche beim Beginn einer Brustentzündung, Angst und Unruhe, schweres Krankheitsgefühl bei anschließend raschem Fieberanstieg	**Pyrogenium**
	größte Berührungsempfindlichkeit der Brust, Röte und pulsierender Schmerz; Frösteln vor Fieberanstieg	**Belladonna**

Brustbeschwerden während der Menses siehe Kapitel „Menstruationsbeschwerden"

☹ **Der Globi warnt:** Tastbare oder schmerzhafte Brustveränderungen immer ärztlich begutachten lassen, wobei die Thermoregulationsdiagnostik nach Prof. Rost sowie die Mammographie wertvolle diagnostische Hilfen darstellen.

Durchfall

Heftiger, heraus-schießender, explosiver Durchfall, alles auf einmal	schmerzloser Durchfall mit dem Gefühl von Erschlaffung oder Schwäche im After, nach der gußweisen Entleerung von reichlich wäßrigem, unverdautem und ev. gelb gefärbtem Stuhl allgemeine Schwäche. Oft setzen die Durchfälle in den frühen Morgenstunden ein	**Podophyllum**
	ähnlich Podophyllum schmerzlose und unverdaute Durchfälle, jedoch meist nicht schwächend. Wäßriger Durchfall mit viel Blähungen und meist mehreren Portionen, schlechter nach Essen oder Trinken, häufig nach Abkühlung, Obstgenuß oder kalten Getränken an heißen Sommertagen	**Ferrum phos.**
	Durchfall, dem laut hörbares Gurgeln und Rumoren im Bauch vorangeht, auch ev. Kneifen oder unangenehmes Drängen in den Gedärmen. Ev. ohne besondere allgemeine Beeinträchtigung oder nur leichte Übelkeit, Schwäche oder Schwindel	**Magnesium sulf.**
	reichlich saurer, ev. grün gefärbter Durchfall mit Brennen am After und allgemeiner Schwäche. Meist verbunden mit Magenbeschwerden, Erbrechen und ständigem Speichelfluß, auch in Zusammenhang mit Migräne	**Iris**
Häufiger Drang, kleine Stuhlmengen, mehrere Portionen	schmerzlose, wenig schwächende Durchfälle mit viel Blähungen und aufgetriebenem Bauch. Die Durchfälle erleichtern, kommen aber nach ruhigen Intervallen immer wieder, ev. mit Mundtrockenheit und Verlangen nach Obst oder erfrischenden Getränken	**Acidum phos.**
	meist schmerzhafte, mit großer Vehemenz eintretende Beschwerden: Blähungskoliken, Leibschneiden, Unruhe, Überempfindlichkeit und Gereiztheit bei stinkenden, wäßrigen, ev. grün gefärbten Durchfällen. Allgemeines Frieren oder Kälte des Körpers mit Hitze im Gesicht	**Chamomilla**
	vorwiegend Aufgetriebensein des Bauches und Blähungen, mit Schwäche, Schwitzen und abwechselndem Hitzegefühl und Frieren. Empfindlich gegen Zugluft und äußere Eindrücke. Selbst lockere Kleidung oder die Bettdecke ist am Bauch unerträglich. Bei Personen, die an sich blähende Speisen oder Obst schlecht vertragen	**China**

	schweres Krankheitsbild mit Unruhe, Angst und großer Überempfindlichkeit gegen Schmerz. Die Durchfälle sind meist dunkel, von geringer Menge, starkem Geruch; dabei großer Durst, Frieren, überproportionale Schwäche und Lebensüberdruß, schlimmer in der Nacht	**Arsenicum album**
	ähnlich Arsenicum album, aber reichlichere Stühle, weniger Unruhe oder Angst, aber ausgeprägtere Kreislaufschwäche, ev. mit kaltem Schweiß an der Brust oder Stirn	**Veratrum album**
	Durchfall kombiniert mit Übelkeit, Erbrechen und/oder Magenbeschwerden, die nach dem Trinken oder Essen wieder zu Erbrechen führen. Meist schmerzlose Durchfälle, schwächend, ev. auch unwillkürliche Abgänge. Ev. mit brennenden oder krampfartigen Schmerzen im Magen, Bauch oder After	**Phosphor**
	Durchfall nach Alkohol, Milch, Saurem, verschiedensten Speisen, oder wenn es dem Körper insgesamt zuviel wurde und er ein Ventil braucht. Explosive, äußerst übelriechende, oft wechselhafte Stühle, die am After furchtbar brennen. Viele Absonderungen, z. B. Schweiß, sind reichlich und übelriechend; Besserung in Ruhe und Wärme	**Sulfur**
	Durchfall nach kalten Getränken oder Erkältung, mit starken Blähungen und schneidenden Bauchschmerzen. Ev. mit Aufstoßen und reichlichem Gähnen. Meist auf Reisen mit Übelkeit und/oder Schwindel beim Autofahren	**Cocculus**
Mit Erbrechen und/oder Übelkeit kombiniert	mit vorwiegender Übelkeit	**Ipecacuanha**
	bei Kopfschmerzen, Migräne	**Iris**
	mit Kreislaufbeschwerden und erheblichem Kältegefühl	**Camphora**
	mit krampfartigen Beschwerden und Aufstoßen	**Cuprum**
Überwiegend schmerzlos	siehe unter Ferrum phos., Phosphor, Acidum phos., Podophyllum, Magnesium sulf.	
Überwiegend schmerzhaft	mit schneidenden Bauchschmerzen, bei denen man sich zusammenkrümmen muß, große Unruhe und häufige Stuhlentleerung	**Colocynthis**
	mit krampfartigen Bauchschmerzen, ev. auch Krämpfe in verschiedenen Muskeln, Aufstoßen oder Brechwürgen	**Cuprum**

	mit krampfartigen Bauchschmerzen, viel Windabgang, Verlangen nach Zusammenkrümmen, besser durch Wärme und Massieren des Bauches	**Magnesium phos.**
Verursacht durch	kalte Getränke – siehe oben unter Ferrum phos., Acidum phos. ● meist schmerzloser durchfälliger Stuhl, der in seiner Art sehr wechselhaft ist, ev. mit Magendruck, Übelkeit und Aufstoßen	**Pulsatilla**
	Alkoholische Getränke – siehe oben unter Sulfur, China, Arsenicum album ● eher bei gestreßten Männern, die gern bei Genußmitteln zugreifen. Durchfall mit häufigen, kleinen Entleerungen, schlechter morgens. Ev. mit Übelkeit und Erbrechen. Häufiger und erfolgloser Stuhldrang bei Menschen, die ansonsten eher zu Verstopfung und Hämorrhoiden neigen	**Nux vomica**
	Eiscreme, Milchspeisen, fette Speisen, Gebäck – meist mit Übelkeit und Magendruck, ev. mit Brechreiz oder Erbrechen kombiniert. Verlangen nach Frischluft trotz Frösteln und Wärmebedürfnis	**Pulsatilla**
	● mit starker Übelkeit und oft gleichzeitigem Erbrechen, große Unruhe und Schwäche	**Arsenicum album**
	Diätfehler, Ernährungsumstellung im Urlaub – Rumoren und Drücken im Bauch, ev. mit Aufstoßen, Blähungen und Übelkeit; ev. dabei juckende Hautausschläge	**Okoubaka**
	Arzneimittel – siehe oben unter Nux vomica	
	Obst ● mit Bauchbeschwerden und Blähungen, wenig Schmerzen; häufig bei Menschen, die gern Obst essen, siehe oben unter China ● mit krampfartigen, akuten Beschwerden, siehe oben unter Colocynthis, Podophyllum	

Erkältung, Fieber, Grippe

Für den Beginn der Erkrankung und deren homöopathische Behandlung spielt die genaue medizinische Diagnose eine untergeordnete Rolle. Entscheidend ist die möglichst exakte Beobachtung der Beschwerden, wobei es sich bewährt hat, anhand nachfolgender Checkliste vorzugehen:

1. Wann haben die allerersten Beschwerden begonnen, wo und wie? Am besten überlegen Sie einmal genau von Kopf bis Fuß.
2. Gibt es eine eindeutige Ursache (z. B. Zugluft, Verletzung, Sonneneinwirkung, Kränkung etc.)?
3. Wo ist die Hauptbeschwerde? Zum Beispiel Halsweh, Rückenschmerzen, häufiger Harndrang usw. Gibt es eine Ausstrahlung der Schmerzen (z. B. Kopfschmerzen, die auf die Augen drücken)?
4. Wodurch und wann werden die Beschwerden verschlechtert oder gebessert (z. B. Bewegung verschlechtert)?
5. Wie ist das allgemeine Befinden?
6. Hat sich die Stimmung verändert (z. B. Reizbarkeit)?
7. Gibt es bei den Beschwerden irgendetwas Besonderes, was unüblich ist oder Ihnen besonders auffällt (z. B. fühlt sich das linke Bein heiß, das rechte kühl an)?

☺ **Der Globi empfiehlt:** Verwenden Sie nur eindeutige, niemals zweifelhafte Symptome zur Auswahl des Mittels!

Hochakuter Krankheitsbeginn, allgemeines Krankheitsgefühl	mit Schwäche, Frösteln, ev. abwechselnd mit Hitzegefühl, anschließend mit raschem Fieberanstieg, das nachts sehr hoch werden kann, dabei ev. Kopfschmerzen, Lichtempfindlichkeit und Benommenheit	Belladonna
	Krankheitsbeginn infolge Einwirkung von Kälte oder kaltem Wind, mit Frösteln, danach schnell einsetzendem, oft hohem Fieber, ähnlich Belladonna. Bei rotem Gesicht, großer Unruhe und Angst ist der Sturmhut angezeigt	Aconitum
	infolge Überanstrengung und/oder Erkältung, erheblichem Zerschlagenheitsgefühl und Unruhe, Frösteln und anschließendem Fieberanstieg, ev. mit Kopfschmerzen, Verlangen nach Ruhe. Hitze und Röte des Kopfes, übriger Körper kalt	Arnika
	Schüttelfrost oder starkes Kältegefühl, Zerschlagenheit, Kopf- und/oder Gliederschmerzen, erhebliches Krankheitsgefühl mit Unruhe und unverhältnismäßig großem Pessimismus	Pyrogenium

Langsame Entwicklung von allgemeinem Krankheits-gefühl	bei Grippe infolge Ansteckung und ohne andere ersichtliche Ursache, mit leichtem Ziehen und Schwäche in den Gliedern, Frösteln, ev. Schnupfen und Kopfdruck **Dosierung:** einmalige Gabe von fünf Globuli	**erstes Mittel Influenzinum**
	allmählich sich entwickelndes Krankheitsgefühl mit Kopfdruck, Schnupfen und Frösteln. Danach dumpfe Kopfschmerzen, meist am Scheitel, auch an Stirn und Hinterkopf mit Nackensteifigkeit und leichter Benommenheit, ev. leichte Augenschmerzen und Lichtempfindlichkeit; danach zunehmende Schwäche und Gliederschmerzen	**Vincetoxicum**
	ähnlich Belladonna, aber wenig fulminanter Verlauf, mit Schnupfen beginnend; meist blasses Gesicht auch bei Fieber; Kopf- oder Ohrenschmerzen, empfindliche, anlehnungsbedürftige Patienten, überwiegend Frösteln und Verlangen nach ausgeglichenen Temperaturen, wenig Durst	**Pulsatilla**
	allmählich Schnupfen, Kopfdruck und Atemwegsbeschwerden. Entwickeln sich zu einem trockenen Husten, ausgelöst durch Kitzeln in den Luftwegen. Ev. auch Bauchbeschwerden mit Völle und Blähungen, Verschlechterung am späten Nachmittag	**Lycopodium**
Nach Hauptsymptomen, von Kopf bis Fuß		
Hauptbeschwerde Kopfschmerzen: „Kopfgrippe"	verbunden mit Schwäche, Frösteln und Schnupfen, drückender Kopfschmerz am Scheitel, siehe oben	**erstes Mittel Vincetoxicum**
	ähnlich Vincetoxicum, aber meist Stirnkopfschmerzen, die auf die Augen drücken, die Augen sind nur schwer offen zu halten, Lichtempfindlichkeit. Ev. auch Hinterkopfschmerz, Schwindel, Kreislaufschwäche und allgemeine Zerschlagenheit in den Gliedern, verbunden mit Kältegefühl und Unruhe	**Gelsemium**
	nach Ärger, Aufregung, Genußmittelüberkonsum und/oder Schlafmangel, Schnupfen mit verstopfter Nase, vor allem nachts, ev. mit Übelkeit und Magenbeschwerden, großer Schwäche und Verlangen nach Ruhe	**Nux vomica**

46

	ähnlich Aconitum, aber wenig fulminanter Verlauf. Kopfschmerzen oft pulsierend, besser durch kalte Kompressen, Gesicht wechselnd blaß und rot, Wechsel zwischen Frösteln und Hitzegefühl, ev. mit Ohrenschmerzen und Nasenbluten. Fieber kann sehr hoch steigen	**Ferrum phos.**
	infolge Überanstrengung und/oder Erkältung, siehe oben	**Arnika**
Hauptbeschwerde Schnupfen	als allererstes Symptom, Verstopfung und/oder Absonderung von der Nase mit Frösteln, ev. leichtem Halskratzen oder Rauheit, leichte Benommenheit oder Müdigkeit	**Quillaya**
	Hauptbeschwerde Schnupfen – rinnende Nase ● ähnlich Quillaya, aber mehr Absonderung und mit stärkerem Kopfdruck und größerer Schwäche, siehe oben	**Vincetoxicum**
	● Rinnen der Nase wie ein tröpfelnder Wasserhahn, mit rinnenden Augen, Jucken in Augen und Nase, anfallsweisem Niesen und Kälte der Hände und Füße	**Scilla**
	● mit Heiserkeit und Halsbeschwerden	**Arum triphyllum**
	● mit allgemeiner Überempfindlichkeit und Unruhe, Empfindlichkeit der Augen, ev. mit Bauchbeschwerden, bei sensiblen, nervösen Menschen, die vor jeder Injektionsnadel die Flucht ergreifen	**Spigelia**
	● ähnlich Scilla (siehe oben), aber wie ein allergischer Schnupfen mit vorwiegend Niesen, Jucken und Kitzeln der Nase, Augen und im Mund. Ev. Verstopfungsgefühl der Nase bis in die Ohren	**Sabadilla**
	Hauptbeschwerde Schnupfen – verstopfte Nase ● mit Frösteln, aber Verlangen nach Frischluft; Kopfdruck und Kreislaufschwäche, eher bei Frauen	**Pulsatilla**
	● mit Kopfschmerzen und/oder Schwindel, quälende Verstopfung der Nase in der Nacht, besser im Freien und durch Frischluft, aber allgemein Verlangen nach Wärme, eher bei Männern. Ev. kombiniert mit Kratzen im Hals, Heiserkeit und Rückenschmerzen	**Nux vomica**
	Abwechselnd Verstopfung/Absonderung der Nase ● mit Verlust des Geruch- und/oder Geschmackssinns, Niesen, wäßrige, klare Absonderung. Meist mit Kopfschmerzen und trockenen oder rissigen Lippen; ev. Fieberblasen. Niedergeschlagene Stimmung mit Bedürfnis nach Ruhe und Alleinsein	**Natrium muriat.**
	● mit schwerem Krankheitszustand, Schwäche und Unruhe. Großer Durst und Frösteln, aber am Kopf Verlangen nach Kühle oder Frischluft	**Arsenicum album**

Haupt-beschwerde Augen-beschwerden	mit Röte der Augen, Empfindlichkeit oder Brennen der Augenlider, Tränenfluß, Schnupfen, Kopfdruck und Frösteln	**Euphrasia**
	mit Verstopfung der Nase, Lichtempfindlichkeit und weißlicher Absonderung aus den Augenwinkeln, siehe auch oben	**Pulsatilla**
	mit knallroten Augen und heftigem Krankheitsbeginn, siehe oben	**Belladonna**
	Augenschmerzen, Röte und Lichtempfindlichkeit; allgemeine Schwäche, Zerschlagenheit, Rückenschmerzen, meist infolge Überanstrengung und längerem Sehen in grelles Licht (z. B. beim Skifahren)	**Ruta**
Haupt-beschwerde Ohren-schmerzen	bei heftigem Beginn oder überraschendem Auftreten der Beschwerden in der Nacht, meist mit Fieber, siehe oben	**Belladonna**
	ev. ohne Fieber, große Empfindlichkeit gegen Schmerzen bei tränenreichen Patienten, die gegen alles empfindlich sind und durch Zuspruch Erleichterung verspüren	**Pulsatilla**
	siehe auch Kapitel „Ohrenbeschwerden"	
Haupt-beschwerde Halsschmerzen: „Halsgrippe"	rauhes Gefühl im Hals oder brennende Halsschmerzen mit Frösteln, Schnupfen und Kopfschmerzen, Gähnen oder Seufzen; Schwächegefühl bei nervöser, unruhiger Verfassung	**Eupatorium purpur.**
	plötzlicher Krankheitsbeginn mit kurzem Frösteln, Brennen und Trockenheit im Hals, dann Fieberanstieg. Hals meistens stark gerötet, starker Durst, siehe oben	**Belladonna**
	stechende Schmerzen oder Gefühl von Zusammenschnüren, Hals und Zunge wie verbrannt, geschwollen oder rauh, Schleimhaut des Mundes wie glasig und aufgedunsen, trockene Lippen, trotzdem wenig Durst; allgemein Verlangen nach Kühle, Abdecken und Frischluft	**Apis**
	Gefühl von Angeschwollensein, auch der Halsdrüsen, drückende Schmerzen, vor allem beim Schlucken, ev. mit Ausstrahlung zu den Ohren. Eher besser durch kühle Getränke. Dabei ev. Zerschlagenheit in den Gliedern und Schwäche	**Phytolacca**

	drückende oder rauhe Halsbeschwerden mit Kopfdruck und Gliederschmerzen, Steifigkeit im Nacken und Frösteln	**Vincetoxicum**
	rauhes, kratzendes oder wundes Gefühl im Hals, Frösteln, Hustenreiz in den Atemwegen und ziehende Gliederschmerzen mit Schwäche der Muskeln, Verlangen nach Wärme, Inhalieren von Wasserdampf oder Luftbefeuchtung	**Causticum**
	brennendes Halsweh mit großem Durst auf kühle Getränke, Schwäche, Schwindel und allgemeine Überempfindlichkeit. Trotz Krankheitsgefühl oft normaler Appetit	**Phosphor**
	Gefühl von Zusammenschnüren, von Schwellung oder Trockenheit, wobei jede Berührung oder gar Druck am Hals unerträglich ist. Hals dunkelrot verfärbt. Meistens eher linksseitige Beschwerden im Hals und Kopf; Kopfschmerzen, Schnupfen und sich schnell entwickelndes, beträchtliches Krankheitsgefühl	**Lachesis**
Hauptbeschwerde Heiserkeit	mit Brennen und Stechen im Hals, wunder Schnupfen mit Niesen und gleichzeitig Gefühl der Verstopfung. Jucken der Nase und unbändiges Verlangen, in der Nase zu bohren	**Arum triphyllum**
	schmerzlos oder mit brennenden Schmerzen im Hals, Frösteln, Schwäche, Zerschlagenheit der Glieder, Schnupfen ev. mit Nasenbluten, Schwindel und Kopfschmerzen. Niedergeschlagenheit und übermäßige Besorgnis um die Gesundheit, Unruhe oder Angst. Alles verschlechtert sich in der Nacht und durch alle äußeren Eindrücke; will seine Ruhe haben, aber nicht allein sein	**Phosphor**
	schmerzlos oder mit rauhem Hals, siehe oben	**Causticum**
Hauptbeschwerde Husten oder Hustenreiz: „Brustgrippe"	heftiger Beginn mit Schwäche in der Brust und raschem Fieberanstieg, ausgelöst durch Erkältung, siehe oben	**Aconitum**
	meist tiefer, bellender Husten durch Schleim in den Atemwegen, mit Heiserkeit und/oder Halsweh, brennende Nasenabsonderung und Schwellung der Lippen	**Arum tripyhllum**
	ev. wenig heftiger Beginn, jedoch Gliederschmerzen und Zerschlagenheit, starker, bellender, tiefer Husten. Ev. mit Kopfschmerzen beim Husten, hohem Fieber, Schwitzen und starkem Durst nach kühlen Getränken	**Eupatorium perfol.**

	trockener, quälender, meist schmerzhafter Husten ähnlich Eupatorium perfol. Dabei berstende Kopfschmerzen, die durch das Husten schlechter werden. Trockenheit der Schleimhäute und großer Durst, Schweregefühl der Augen und Lichtempfindlichkeit. Belegte Zunge und oft Verstopfung. Alles wird durch Ruhe und Liegen besser	**Bryonia**
	mit Halsbeschwerden, Kreislaufschwäche und tiefem, meist bellendem, heftigem Husten, der nicht mehr enden will. Gefühl, als würde man die Lunge heraushusten, dabei erhebliche Schwäche. Andere mögliche Begleitbeschwerden, wie Halsschmerzen, siehe oben	**Phosphor**
	trockener, rauher Husten vom Hals oder Kehlkopf, ausgelöst durch Kitzeln oder Kratzen. Quietschendes oder scharrendes Geräusch des Hustens, der durch kleine Schlucke Flüssigkeit gemildert wird, schlechter im Liegen und in der Nacht	**Spongia**
	tiefer, hohler Husten mit Zusammenschnüren und brennenden Schmerzen in der Brust. Schwäche und Frösteln, wenig Durst auf warme Getränke; Verlangen nach Wärme	**Lycopodium**
Haupt-beschwerde Erbrechen und Übelkeit	infolge Überessen, verdorbener Speisen und/oder Genußmittelmißbrauch. Schwäche und Wasserzusammenlaufen im Mund, belegte Zunge, Frösteln; besser durch Ruhe und Liegen, bei nervösen, hektischen, leicht reizbaren Menschen. Überempfindlichkeit gegen alle äußeren Einflüsse, braucht Ruhe. Ev. kombiniert mit Schnupfen oder Halsbeschwerden, siehe oben	**Nux vomica**
	intensive Übelkeit, meist aber Zunge nicht belegt, Frösteln, ev. mit Bauchbeschwerden oder Magendruck. Ev. auch verbunden mit schleimigem Husten, Atembeschwerden und Schnupfen, dunklen Ringe um die Augen	**Ipecacuanha**
	Schwäche und Übelkeit, aber trotzdem das Bedürfnis, etwas zu essen. Ev. mit anderen Beschwerden wie Kopfschmerzen oder Husten kombiniert, siehe auch oben	**Phosphor**
	schweres Krankheitsbild mit großer Hinfälligkeit, ev. mit Brechdurchfall, starkem Frieren und/oder Fieber	**Arsenicum album**
Haupt-beschwerde Magen-beschwerden	Magenschmerzen, Übelkeit und Erbrechen, siehe oben	**Nux vomica**
	vorwiegend Krämpfe im Magen und Übelkeit. Ev. auch Krampfgefühl in den Muskeln. Schwindel und Schwäche	**Cuprum**

	brennende oder krampfartige Magenschmerzen, empfindlich gegen Berührung, Bewegung und alle äußeren Einflüsse. Saures Aufstoßen oder Sodbrennen, Frösteln, Übelkeit und Schwäche	**Phosphor**
Haupt-beschwerde Bauchschmerz	infolge Erkältung, Aufregung, Ärger, Nahrungsmittelunverträglichkeit oder auch ohne ersichtliche Ursache. Anfallsweise, heftige, schneidende oder krampfartige Schmerzen, die zum Zusammenkrümmen zwingen und dadurch kurz besser werden. Große Unruhe, trockene Hitze abwechselnd mit Frösteln, Abdecken bessert	**Colocynthis**
	Schmerzen meistens im rechten Oberbauch, die nach hinten oder in die verschiedensten Richtungen ausstrahlen können. Ev. mit galligem Erbrechen, Übelkeit, gelblicher Gesichtsfarbe und Frösteln, das mit fortschreitender Erkrankung mit trockener Hitze abwechselt. Besserung durch warme Umschläge oder ein heißes Bad	**Chelidonium**
	eher diffuse Schmerzen mit Blähungen und Völlegefühl, wobei der Bauch sehr empfindlich gegen Druck oder Berührung ist. Schwäche, Übelkeit, Schwindel und Ohrensausen, große Empfindlichkeit gegen Zugluft und Kälte. Überwiegend Frösteln, abwechselnd mit Hitzegefühl und Schwitzen	**China**
Haupt-beschwerde Durchfall und Bauch-beschwerden	Auftreibung des Bauches, Windabgang und meist schmerzloser Abgang von weichem Stuhl; kombiniert mit Frösteln, Kreislaufbeschwerden und Schwäche. Gelenkschmerzen und dunkle Ringe um die Augen. Verlangen nach Fruchtsäften oder Obst. Stimmung teilnahmslos oder gereizt	**Acidum phos.**
	anfallsweise Beschwerden ähnlich Acidum phos., aber geringe Kreislaufbeteiligung; jedoch lautes Kollern und Rumoren im Bauch, dem eine meist explosive, schmerzlose Entleerung folgt. Leichte Übelkeit und Mattigkeit, kein Durst	**Magnesium sulf.**
	heftige, anfallsweise, krampfartige Bauchschmerzen mit Überempfindlichkeit gegen die Schmerzen. Dadurch große Reizbarkeit, Unruhe und Ungeduld. Übelkeit, übelriechendes Aufstoßen und ev. auch Erbrechen	**Chamomilla**
	infolge Unterkühlung oder Durchnässung, bei sehr kälteempfindlichen Menschen	**Dulcamara**

	schmerzloser Durchfall am Beginn einer Erkältung, oft im Sommer, nach Obst oder kaltem Wasser. Bei kreislauflabilen Menschen	**Ferrum phos.**
Hauptbeschwerde Brechdurchfall	durch verdorbene Speisen oder unreines Wasser. Brennende oder krampfartige Schmerzen im Magen oder Bauch, große Schwäche und Übelkeit. Viel Durst nach kühlen Getränken, wobei das Getrunkene meist wieder erbrochen wird. Hohes Fieber mit Überempfindlichkeit gegen alle Einflüsse, will aber nicht allein sein	**Phosphor**
	ähnlich Phosphor, aber Kreislaufzusammenbruch und massives Frieren. Ev. kalter Schweiß an der Stirn und/oder am Körper. Kolikartige Bauchschmerzen, welche die Erschöpfung verstärken; großer Durst, wobei das Getrunkene bald wieder erbrochen wird	**Veratrum**
	stärkste Übelkeit, Unruhe und große Angst infolge des elenden Zustandes. Verlangen nach Wärme und Ruhe, kann aber selbst nicht ruhig bleiben. Hohes Fieber, vorwiegend mit Kältegefühl	**Arsenicum album**
Hauptbeschwerde Harnblasenbeschwerden	durch Erkältung, Sitzen auf kaltem Untergrund oder Nässe. Harn trübe, oftmaliger Drang zum Urinieren bei Menschen, die nach Abkühlung oder im Herbst zu immer wiederkehrenden Harnblasenreizungen neigen	**Dulcamara**
	unerträgliche, brennende oder krampfartige Schmerzen während und nach dem Urinieren, ev. rot gefärbter Urin. Frösteln und Kälte der Extremitäten während des Fiebers, Unruhe und Reizbarkeit	**Cantharis**
	siehe auch Kapitel „Blasenbeschwerden"	
Hauptbeschwerde Gelenkschmerzen	infolge Überanstrengung und/oder Erkältung. Ziehende und rheumatische Schmerzen mit Steifigkeit in allen Gelenken und Muskeln, ähnlich Muskelkater; ev. mit Hinterkopfschmerzen und Steife des Nackens. Bedürfnis, sich zu dehnen und zu strecken, Patient kann nicht ruhig liegen. Verlangen nach Wärme	**Rhus tox.**
	nach Überanstrengung, mit allgemeiner Schwäche und Zerschlagenheit, der ganze Körper tut weh, das Bett ist einem zu hart, siehe oben	**Arnika**

52

	ähnlich Arnika, aber oft ohne ersichtliche Ursache und kombiniert mit Husten und/oder Halsbeschwerden. Intensive Schmerzen aller Knochen und Zerschlagenheit, rote Lidränder, Tränenfluß, Durst auf kalte Getränke	**Eupatorium perfol.**
Hauptbeschwerde Rückenschmerzen	kombiniert mit Zerschlagenheit, Gliederschmerzen und Frösteln, siehe oben unter Arnika, Gelsemium, Eupatorium perfol., Rhus tox. sowie Kapitel „Rückenschmerzen"	
Krämpfe während des Fiebers	Hier muß zunächst zwischen den verschiedenen mißverständlichen Begriffen unterschieden werden: Fieberkrämpfe sind meist kurzdauernde Zuckungen oder ein Zusammenziehen von Muskeln am Rumpf oder an den Gliedmaßen, ev. mit Bewußtseinsverlust und Aussetzen der Atmung. Bis zur ärztlichen Abklärung der Krämpfe, die natürlich auch durch ein epileptisches Grundleiden auftreten können, sind folgende Mittel nützlich: ● glühende Hitze mit Betäubtheit, meist rotes Gesicht, Herzklopfen und Pulsieren der Halsschlagadern, weite Pupillen ● bei Magen-Darm-Grippe mit Übelkeit, trotz Fieber Kältegefühl, Steifheit und Zusammenkrampfen der Muskeln, ev. Überstrecken des Körpers bei überempfindlichen Patienten	**Belladonna** **Nux vomica**
	☺ **Der Globi empfiehlt:** Zunächst den Patienten in stabile Seitenlage bringen, Atemwege freihalten, beengende Kleidung öffnen. Rettung rufen, wenn Krämpfe nicht innerhalb weniger Minuten aufhören und zum ersten Mal auftreten. Mittel nicht aufgelöst einflößen, sondern lediglich fünf Globuli davon in den Mund geben.	

Gelenkbeschwerden

Akute Gelenk-entzündung ohne besondere Ursache	Schwellung, Rötung und Hitze am betroffenen Gelenk ohne ersichtliche Ursache. In jedem Fall tut ärztliche Abklärung der Ursache not.

Besserung durch kühle Umschläge oder Kältepackungen
- plötzliches Auftreten, Schwellung des Gelenks und ev. rötlichblaue Verfärbung, Verschlechterung durch geringste Berührung, Druck oder Bewegung. Ev. ausgelöst durch Überanstrengung, reichlichen Kaffee-, Bier- oder Weinkonsum. Das Hauptmittel bei Schmerzen im Großzehengrundgelenk, die auf Gicht hinweisen — **Ledum**
- ähnlich Ledum, aber teigig-weißliche Schwellung, bei allgemein eher hitzigen Personen mit geringem Durst — **Apis**
- ähnlich Apis, jedoch eher bei sanften, milden, Frauen, die Hitze schlecht vertragen — **Pulsatilla**
- akut einsetzende Schmerzen, meist durch Abkühlung nach zuviel Sonne, ev. verbunden mit Frösteln und nachfolgendem Fieber — **Belladonna**

Besser oder unbeeinflußt durch Wärmeanwendungen
- stechende Schmerzen mit Verschlechterung durch jede Bewegung, bei eher reizbaren Menschen, die im Krankheitsfall auch in Ruhe gelassen werden wollen; meist großer Durst nach kühlen Getränken; Auslöser ev. Kaffee, Bier, Wein, feuchtkaltes Wetter oder Ärger — **Bryonia**
- bei unruhigen Patienten, wobei der Auslöser der Beschwerden meist Nässe und Kälte ist, Besserung durch lokale Wärme — **Dulcamara**
- Gelenkbeschwerden mit Gefühl von Steifigkeit, Lahmheit und Ziehen in den Muskeln, nächtliche Unruhe, die Schmerzen verursachen ständige Bewegung, die aber nicht bessert — **Causticum**
- Schmerzen vor allem an Ellbogen oder Knie, mit Steifheit und Lahmheitsgefühl der Muskeln, schlimmer nachts — **Phytolacca**
- herumziehende Beschwerden, die sich eher durch Bewegung bessern, bei Personen, die gegen extreme Temperaturen empfindlich sind, und wenn die Verschlechterung am Nachmittag eintritt — **Lycopodium**
- Verlangen, die betroffenen Gelenke leicht zu bewegen, was anfänglich leicht bessert. Oder allgemeine, auch körperliche Unruhe durch die Schmerzen, bei eher hektischen, verspannten Menschen. Auslöser ev. Überanstrengung, Kälte oder Nässe — **Rhus tox.**

	● ziehende, reißende, nagende Schmerzen in den Gelenken und ev. auch im Rücken mit Ausstrahlung in die Beine. Gefühl von Zusammenschnüren in den Muskeln und Sehnen. Schlechter nachts, besser im Liegen und in mittleren Temperaturen	**Ammonium muriat.**
Nicht entzündliche Gelenkbeschwerden infolge Überanstrengung und/oder Erkältung	zeichnen sich dadurch aus, daß das Gelenk nicht heiß oder rot und nur unwesentlich oder nicht geschwollen ist, wobei hier natürlich fließende Übergänge zu entzündlichen Prozessen bestehen können ● mit allgemeiner Schwäche und Zerschlagenheitsgefühl, Verlangen nach Wärme und Ruhe ● mehr lokale Beschwerden, vor allem in den Handgelenken und den Knöcheln ● mit Verlangen nach Bewegung, die anfangs bessert; schlimmer durch Kälte und Besserung durch Wärme ● Beschwerden vor allem der großen Gelenke (Knie, Ellbogen) und der Beinhaut nach Überlastung oder bei chronischem Verlauf mit akuten Verschlechterungen	**Arnika** **Ruta** **Rhus tox.** **Symphytum**
Erkrankungen der Sehnenscheiden oder Schleimbeutel	werden meistens durch Überlastung und/oder Kälteeinwirkung ausgelöst (Tennisellbogen, Schulter, Knie etc.) ● mit geringer Schwellung, aber großer Empfindlichkeit gegen Berührung, Druck oder Bewegen, mit reißenden, stechenden, bohrenden Schmerzen ● weniger heftige, aber andauernde Schmerzen, die auch in Ruhe bestehen bleiben Entzündliche Gelenkbeschwerden infolge Überanstrengung erfordern anfangs dieselben Mittel wie oben beschrieben, vor allem	**Ruta** **Symphytum** **Arnika, Ledum, Rhus tox.**

Gelenkbeschwerden im Zusammenhang mit Erkältung siehe Kapitel „Erkältung, Fieber, Grippe"

Gesichtsschmerzen, Gesichtslähmungen

Schmerzen ohne besondere Lokalisation, durch trockenen, kalten Wind	mit plötzlichem Beginn von heftigen Schmerzen, Gefühl eines Nervenschmerzes mit Schwellung und ev. mit Kribbeln an der schmerzhaften Stelle, allgemeines Frösteln und/oder Hitzegefühl, Unruhe und übertriebene Nervosität	**Aconitum**
	blitzartige, einschießende Schmerzen mit schmerzfreien Pausen, besser durch Wärme und Druck	**Magnesium phos.**
Ohne besondere Lokalisation, infolge Kälteeinwirkung, kalter Luft oder Zugluft	außer den oben genannten Mitteln noch folgende, bei Schmerzen verschiedenster Art und Lokalisation ● pressende, quetschende oder ziehende Schmerzen, schlechter durch Sprechen, Druck oder Kauen, besser durch Wärme	**Verbascum**
	● ev. mit Tränen oder Speichelfluß, heißem und rotem Gesicht und Ausstrahlung der Schmerzen zu Schläfen, Ohren und Genick. Durch jede Art äußeren Reiz verschlechtert, vor allem nachts, nur besser in Ruhe und Wärme	**Belladonna**
	● äußerste Empfindlichkeit gegen Zugluft oder Berührung, eher schlechter beim Liegen, periodisch auftretend mit allgemeiner Überempfindlichkeit	**China**
	● verschiedenartige, wechselnde Schmerzen, ev. wie Muskelkater, mit allgemeiner Unruhe und dem Verlangen, sich zu bewegen, besser durch Wärmeanwendungen, bei normalerweise verfrorenen Menschen	**Rhus tox.**
Gesichtslähmung	meist halbseitig auftretende Lähmung eines Gesichtsnervs, der für die Beweglichkeit der Gesichtsmuskeln sorgt. Es kommt zu einem asymmetrischen Gesicht mit hängendem Mundwinkel und Augenlid.	
	Gesichtslähmung infolge Kälteeinwirkung, meist einseitig ● durch kalte Luft oder Wind, ev. auch in Zusammenhang mit Kummer, Aufregung oder Kränkung. Offene Menschen mit starkem Gerechtigkeitsgefühl, die zu Heiserkeit, Brust- und Gelenkbeschwerden neigen	**Hauptmittel Causticum**
	● infolge Nässe oder feuchter Kälte, ev. mit Lähmung der Zunge und Sprachstörung. Kann im Rahmen einer Erkältung mit Beschwerden im Hals-Nasen-Ohren-Bereich mit schleimigem Husten auftreten	**Dulcamara**
	☺ **Der Globi empfiehlt:** Gesichtslähmungen umgehend ärztlicher Behandlung zuführen!	

Halsschmerzen

Einfaches „Halsweh"	ohne ersichtliche Ursache, drückende, ziehende oder stechende Schmerzen im Rachen an der Stelle des Hinunterschluckens, ev. mit Schnupfen	**Quillaya**
	● leichtes Halsweh, vor allem beim Schlucken, mit Schnupfen und dumpfem Kopf; kaum Schwellung der Halsdrüsen, allgemeine Zerschlagenheit und Schwäche	**Vincetoxicum**
	● mit Gefühl einer Schwellung im Hals, vergrößerten Mandeln und beginnende Schwellung der äußeren Halsdrüsen, ev. mit Schnupfen, allgemeiner Schwäche und Frösteln	**Phytolacca**
	● leichtes Halsweh, Schnupfen und allgemeine Zerschlagenheit, am ehesten infolge Ansteckung bei einer Grippewelle	**Influenzinum**
	● Völlegefühl, Rauheit, Trockenheit oder Brennen, wie verbrüht, mit reichlichem Speichelfluß. Knistern in den Ohren und Schnupfen, Niesen und Heiserkeit. Verlangen nach warmen Getränken, Gliederschmerzen bei großer allgemeiner Schwäche mit Unruhe und Unfähigkeit, ruhig zu liegen. Frösteln im Rücken, danach Fieberanstieg	**Eupatorium purpur.**
	● Schnupfen, Halsschmerzen und allgemeine Zerschlagenheit; starkes Frösteln, aber Durst nach kühlen Getränken, beginnender Husten	**Eupatorium perfol.**
	● infolge Erkältung, mit Trockenheit der Schleimhäute, stechenden oder drückenden Schmerzen, vor allem beim Schlucken; ev. mit zähem Schleim im Rachen. Verlangen, sich zu räuspern, Heiserkeit und Stimmverlust. Kurz nach Krankheitsbeginn heftig einsetzender, trockener Husten; Verlangen nach Ruhe, bei eher reizbaren, ärgerlichen Menschen, die gegen alle Einflüsse empfindlich reagieren	**Bryonia**
	● mit Kopfschmerzen und Kreislaufschwäche, Benommenheit, Unwohlsein, müdem Gefühl in den Augen und Lichtempfindlichkeit. Schluckbeschwerden, Kloßgefühl, schlechter durch warme Getränke, ev. mit Rauheit und Brennen im Hals. Schmerzen, die bis in die Ohren ausstrahlen. Gerötetes Gesicht, trockene Lippen und starkes Frösteln. Verlangen nach Ruhe und großes Schlafbedürfnis	**Gelsemium**
	● Schüttelfrost bei Krankheitsbeginn, Kopfweh und beginnendes Halsweh; übelriechender Harn, Gliederschmerzen, Unruhe und depressive Stimmung	**Pyrogenium**
	● Halsschmerzen mit Trockenheit, metallischem oder schlechtem Mundgeschmack. Unvermögen zu sprechen, weil die Kehle wie zusammengeschnürt ist. Dabei Schnupfen, Wundheit der Lippen, Blässe des Gesichtes und Kopfschmerzen mit allgemeiner Schwäche	**Cuprum**

vorwiegend brennende Halsschmerzen ● mit wundem, verbranntem Gefühl im Hals, auch auf der Zunge, den Lippen und in der Nase. Bedürfnis, an der Nase und den Lippen zu zupfen. Meist mit starker Heiserkeit, Stimmproblemen und Hustenreiz in den Bronchien.	**Arum triphyllum**
Schnupfen mit scharfer Absonderung und Niesen ● ähnlich Arum triphyllum, aber Gefühl von Schwellung und Trockenheit ohne Durst. Der Rachen ist eher blaßrot und ev. leicht geschwollen; bei hitzigen, unruhigen, reizbaren Menschen	**Apis**
● brennendes Gefühl und Trockenheit im Hals, der insgesamt leuchtend gerötet ist. Zusammenschnüren im Hals, Heiserkeit und auch Trockenheit in der Nase. Hitze des Kopfes mit Kälte des Körpers oder der Extremitäten, Unruhe und rapider Fieberanstieg	**Belladonna**
● brennendes Halsweh mit großem Durst nach kühlen Getränken, Schwäche, Schwindel und allgemeine Überempfindlichkeit. Trotz Krankheitsgefühl normaler Appetit	**Phosphor**
● Krankheitsbeginn infolge Kälte oder kaltem Wind, mit starkem Frösteln, Unruhe und Hitze im Gesicht; nach wenigen Stunden folgt hohes Fieber	**Aconitum**
● Brennen, Trockenheit und Röte im Rachen mit dem Gefühl eines Kloßes, Splitters oder Haares im Hals. Oft kombiniert mit lästigem, wundmachendem Schnupfen, Röte aller Körperöffnungen und Brennen in den Augen, ev. mit Sandgefühl. Nase verstopft mit Trockenheit, ebenso trockenes und brennendes Gefühl an den Lippen. Schlechter Mundgeschmack und übelriechende Absonderungen, bei eher hitzigen Menschen	**Sulfur**
Nach Ursachen Halsschmerzen infolge Erkältung oder Durchnässung, siehe Kapitel „Erkältung, Fieber, Grippe"; siehe auch oben unter Eupatorium perfol., Quillaya	
Halsschmerzen infolge kalter Getränke ● mit Verlangen nach oder Besserung durch Wärme und/oder warme Getränke	**Lycopodium, Arsenicum album**
● Halsschmerzen mit heftigem Fließschnupfen, Niesen und Tränen der Augen; ähnlich einem Heuschnupfen, mit Jucken und Kitzeln in der Nase	**Sabadilla**
● heftige, brennende Halsschmerzen, Röte des Rachens und großer Durst, ähnlich Arum triphyllum, jedoch führt in diesem Fall die Berührung des Kehlkopfes zu Krämpfen	**Cantharis**

Begleit-symptome	mit sehr rotem, ev. hellrot gefärbtem Hals, Brennen oder Trockenheitsgefühl, großer Durst, siehe unter Belladonna, Aconitum, Cantharis, Arum triphyllum, Sulfur	
	mit Drüsenschwellung, vergrößerten Mandeln, Verlangen nach kühlen Getränken, siehe unter Phytolacca, Arum triphyllum	
	mit dem Gefühl, einen zugeschnürten Hals oder einen Kloß im Hals zu haben, meist nach Aufregungen oder Kränkung	**Ignatia, Lachesis**
	mit Ausstrahlen der Halsschmerzen zu den Ohren	**Phytolacca, Lachesis**
	Halsschmerzen einseitig • links oder vor allem links	**Lachesis, Acidum phos.**
	• rechts oder vor allem rechts	**Lycopodium, Phytolacca**
	Halsschmerzen nur beim Schlucken im ganzen Hals, an der Zungenwurzel oder an der Stelle des Hinunterschluckens	
	• mit dem Gefühl eines zusammengeschnürten Halses, Druckgefühl oder innerer Schwellung, Verlangen nach kühlen Getränken, großer Schwäche, ev. mit hohem Fieber, eher bei Frauen	**Lachesis**
	• ähnlich Lachesis, mit Drüsenschwellung, ev. Dunkelfärbung im Hals oder gelben Stippchen auf den Mandeln, Ausstrahlen der Schmerzen zu den Ohren, allgemeine Schwäche	**Phytolacca**
	• mit Trockenheit und Brennen im Hals, roter Zunge und rotem Hals	**Belladonna**
	• stechender oder brennender Schmerz, ev. Drüsenschwellung, mit Gliederschmerzen und Zerschlagenheit in den Muskeln, kann nicht ruhig liegen, Verlangen nach Wärme und warmen Getränken	**Rhus tox.**
	• mit schlechtem oder süßlichem Mundgeschmack und/oder Mundtrockenheit, wenig Durst, rauhem Gefühl im Hals	**Pulsatilla, Eupatorium purpur.**

Halsschmerzen mit Heiserkeit siehe auch Kapitel „Heiserkeit"

59

Hautausschläge allergisch, Nesselsucht

Diese allergische Hautreaktion, die durch unterschiedlichste Verursacher (Nahrungsmittel wie Fisch, Eier, Milch, Erdbeeren, Wiesengräser, Arzneimittel usw.) ausgelöst werden kann, bietet das Erscheinungsbild, als wäre man in Brennesseln hineingefallen: Röte, Schwellung und Brennen der Haut, meist gebessert durch kühle Umschläge.

Nach Aussehen und Empfindung	Aussehen wie nach Brennesselkontakt mit brennenden Jucken oder auch stärkerem Brennen und Hitzegefühl, schlechter durch Wärme	Urtica urens
	wie Urtica urens, jedoch besser oder nicht schlechter in Wärme, bei Abdecken werden die Beschwerden schlechter, dabei zusätzlich Hitzegefühl und Schwellung des Gesichtes mit Schwellung der Lider, beklemmendem Gefühl im Magen und ev. asthmatischer Beklemmung der Brust	Chloralum
	starkes Brennen, intensive Röte und ev. Blasenbildung, mit starker allgemeiner Unruhe und Reizbarkeit	Cantharis
Auslöser Nahrungs- mittel	ausgelöst durch Nahrungsmittel oder Medikamente, verbunden mit Verdauungsstörungen, ev. Durchfall und Übelkeit ● zusätzlich mit Magenverstimmung, siehe Kapitel „Magenbeschwerden, Sodbrennen, Schluckauf" unter Pulsatilla, Nux vomica, Arsenicum album ● nach Fisch	Okoubaka Arsenicum album
	● nach Alkohol, Wein	Chloralum
Wiesengräser- allergie	Rötung der Haut, ev. mit Bläschenbildung, Jucken und Beißen, allgemeine Unruhe und Frösteln, abwechselnd mit Hitzegefühl	Rhus tox.
	intensive, flächenhafte oder punktförmige Rötungen, Jukken, Hitzegefühl, Unruhe und Reizbarkeit, große Berührungsempfindlichkeit, Wärme ist wenig störend oder bessert	Urtica urens

Hautausschläge nach Insektenstich siehe Kapitel „Insektenstiche und Tierbisse"
Sonnenallergie siehe Kapitel „Sonnenbrand"

60

Haut, Eiterungen
einschließlich Abszeß, Furunkel, Phlegmone (im Anfangsstadium)

Folgendes gilt nur für das Anfangsstadium. Die chronische Tendenz zu Eiterungen der Haut kann nur mit dem konstitutionellen Mittel behoben werden. Für überraschende Anfangsbeschwerden, zum Beispiel im Urlaub oder auf Reisen, kann die Notfallapotheke gute Dienste tun. Bei rechtzeitiger Anwendung des Mittels läßt sich die Ausbreitung verhindern; falls eine Unterdrückung nicht mehr möglich ist, führt der Körper den Prozeß zur Ausreifung. Hier hat dann oft der Chirurg zu tun. Die Erfahrung der alten Ärzte, daß oberflächliche Entzündungsvorgänge nicht unterdrückt werden sollen, gilt auch heute noch. Anstelle von entzündungshemmenden Mitteln dient die Homöopathie der natürlichen Regulation und Ausheilung.

Rötung, Schwellung und Hitzegefühl	sind die Kennzeichen der Entzündung im frühesten Stadium, noch bevor sich Eiter oder gelbliche Verfärbung zeigt, ev. mit brennenden, pulsierenden Beschwerden	**Belladonna**
Eiterung	als nächstes Stadium mit bereits sichtbarer gelblicher Verfärbung, entweder lokalisiert oder diffus, mehr oder weniger starke Schmerzentwicklung ● zur Verhinderung der Ausbreitung, soweit möglich **Dosierung:** muß je nach Heftigkeit der Beschwerden öfters wiederholt werden (bei starken Schmerzen ca. alle Stunden ein Schluck des aufgelösten Mittels, bei weniger starken Beschwerden ca. dreimal täglich eine Gabe); nachdem das Mittel ab einem gewissen Zeitpunkt die Reifung fördert, führt es auch den Namen „homöopathisches Messer"	**Myristica**
	● Furunkel oder schmerzhafte Pickel, bei allgemeiner Empfindlichkeit gegen Kälte ● mit nächtlicher Verschlimmerung der Beschwerden und langsamer Reifung, Zahnfleischentzündung ● mit bläulicher oder purpurner Verfärbung, starke Empfindlichkeit gegen Berührung; bei eher hitzigen Menschen, eher bei Frauen ● bei Männern, die eher verfroren sind; wenn alle Krankheiten von Schwäche und Unruhe begleitet sind ● Schüttelfrost in Verbindung mit Eiterungsprozessen	**Bellis perennis** **Mercurius solub.** **Lachesis** **Arsenicum album** **Pyrogenium**
Eiterungen im Gesicht	infizierte Talgdrüsen, Allergien auf Ohrringe, Schmuck o. ä. können zu schweren Krankheitsbildern führen bei schmerzhaften Pickeln mit Röte und Schwellung	**Bellis perennis**

	☹ **Der Globi warnt:** Keinesfalls bei Eiterungsprozessen im Gesicht zuwarten oder herumprobieren, da die Gefahr der Ausbreitung besteht und sich ernste bis lebensbedrohliche Zustände (Hirnabszeß, Erblindung) entwickeln können!	
Eiterung von Wunden	kann vermieden werden durch die rechtzeitige Gabe des passenden Mittels ● Verletzung mit Blutung oder Bluterguß mit nachfolgender Tendenz zur Eiterung ● ausgefranste oder größere oberflächliche Wunden ● Stichwunden verschiedenster Ursachen, die oft bläulich verfärbt aussehen und durch Kälteanwendungen besser werden (Nadel, Kaktusstachel, Holzspan) Die angeführten Mittel haben sich auch noch in späteren Stadien bei Komplikationen der Wundheilung bewährt.	**Arnika** **Calendula** **Ledum**
Beginnende Nagelbett- entzündung	Schwellung, Rötung und Schmerzen ● mit gelblicher Verfärbung, beginnende Eiterung	**Natrium muriat.** **Myristica**

Zur Versorgung von Wunden siehe Kapitel „Wunden, Verletzungen, Blutungen"

☹ **Der Globi warnt:** Auch mit homöopathischen Mitteln, wenn diese lang genug verabreicht werden, können Krankheiten unterdrückt werden. Ich erinnere mich an einen Jungen, der zur Bekämpfung seiner Pubertätsakne über etwa sechs Wochen dreimal täglich Hepar sulfuris D 6 einnahm. Dieses oft für Eiterungsprozesse angepriesene Mittel ließ zunächst die Akne besser werden. Etwa vier Wochen danach erkrankte der Junge plötzlich schwer, mit unklarem Fieber, Husten und großer Schwäche. Nach ärztlicher Abklärung wurde ein Abszeß in der Lunge diagnostiziert. Der Eiterungsprozeß hatte sich also von der Haut nach innen gewandt.
Anhand dieser Krankengeschichte läßt sich die Gesetzmäßigkeit der Unterdrückung demonstrieren. Diese liegt dann vor, wenn harmlose äußere Krankheiten zwar beseitigt werden, danach aber ernsthafte innere Leiden nachfolgen. Das Gegenteil von Unterdrückung ist Heilung, wobei die zeitliche Abfolge der Heilungsprozesse gemäß der von Constantin Hering formulierten Regel ablaufen sollte: Heilung tritt dann ein, wenn zunächst die inneren Beschwerden besser werden (z. B. Husten), erst danach die äußeren (z. B. Hautausschläge).
Dieses Beispiel zeigt, daß auch eine homöopathische Behandlung nur unter kundiger ärztlicher Betreuung erfolgen soll und keineswegs immer harmlos ist. Behandeln Sie sich daher im Fall chronischer Krankheiten nie in Eigenregie!

62

Heiserkeit und Stimmprobleme

Heiserkeit, grundlos oder durch Sprechen, Singen oder Überanstrengen der Stimme	anfangs schmerzlos, dann mit trockenem oder rauhem Gefühl im Rachen oder Kehlkopf, bei Zunahme der Beschwerden Brennen und Gefühl von Rohheit im Hals, Lippen rissig, brennend oder wund, ev. mit Schnupfen kombiniert. Plötzliches Wegbleiben der Stimme, Bedürfnis, sich zu räuspern und etwas zu trinken	**Arum triphyllum**
	trockenes Gefühl, Wundheit, Kratzen oder Rauheit im Rachen bis hinunter in die Brust, das nach wenigen Stunden einen kurzen, trockenen, rauhen Husten hervorruft. Gefühl von Schwäche beim Sprechen, ev. plötzliches Wegbleiben der Stimme. Empfindlich gegen Kälte, angenehmer bei feuchtem Wetter oder durch Inhalationen.	**Causticum**
	entweder schmerzlose Heiserkeit oder auch brennendes oder trockenes Gefühl im Hals und nach einigen Stunden Wundheitsgefühl im Kehlkopfbereich. Sprechen ist anstrengend und ermüdend, ev. auch allgemeine Schwäche	**Phosphor**
	● mit größerer Schwäche, ev. Schwitzen und Gleichgültigkeit, ev. ausgelöst durch Kränkung und Kummer	**Acidum phos.**
	● Gefühl von Trockenheit und Schwellung im Hals, Schmerzen beim Schlucken und Heiserkeit. Damit verbunden kurzer, krampfartiger und schmerzhafter Husten, schlechter nachts; allgemeine Schwäche, ev. Gliederschmerzen und Kopfweh	**Ferrum phos.**
	Heiserkeit und Rauheit im Hals und in der Brust. Gefühl eines zusammengeschnürten Halses, meist verbunden mit trockenem Husten, ausgelöst durch allgemeine Anstrengung, Erkältung oder Durchnässung, besser durch Wärme	**Rhus tox.**
	Heiserkeit, sehr schnell mit Halsschmerzen und trockenem, rauhem, bellendem Husten, der vom Hals ausgeht	**Spongia**
	Stimmverlust durch Überanstrengung der Stimme, mit plötzlicher Heiserkeit und Rauheit der Stimme, ausgelöst durch kaltes oder feuchtes Wetter, ev. auch mit Husten. Eher bei älteren, geschwächten, verfrorenen Menschen, die trotzdem gern Frischluft haben	**Carbo vegetabilis**
	Stimme tief, heiser und rauh, verbunden mit ebenso tief klingendem Husten, Schluckbeschwerden und Gefühl des Zusammengeschnürtseins im Kehlkopf. Schlechter nachts	**Verbascum**

Herzbeschwerden

Herzbeschwerden können Ausdruck verschiedener Krankheiten sein, die nicht immer vom Herz herrühren müssen. In jedem Fall bedürfen sie der ärztlichen Abklärung.

Herzklopfen	durch plötzlichen Schreck, Angst oder Aufregung, ev. mit Hitzegefühl, Blutandrang zum Kopf und großer Unruhe	**Aconitum**
	• bei ängstlichen Menschen; Schwäche, blasses Gesicht	**Phosphor**
	durch Erregung oder Prüfungsangst, mit Unruhe und Zittern, ev. schwitzenden Händen und Bauchbeschwerden	**Gelsemium**
	mit Kreislaufbeschwerden, Hitze des Gesichtes, Blutandrang, Schwindelgefühl, Beklemmung, Schweißausbruch, Unruhe und Angst, durch Hunger oder Fasten	**Rauwolfia**
Herzbeschwerden, nicht schmerzhaft	Leeregefühl und / oder Schwäche • bei Aufregung oder Prüfungsangst, mit Zittern und/oder Schwäche oder Schwitzen, siehe oben	**Gelsemium**
	• infolge Ärger, Aufregung oder Eifersucht, ev. mit Herzklopfen, Unruhe, Hitzegefühl und dem Gefühl, einen Kloß im Hals zu haben, Bedürfnis, sich Luft zu machen und enge Kleider zu öffnen	**Lachesis**
	• bei Reisekrankheit, mit Übelkeit oder Schwindel, Kreislaufschwäche und Frösteln	**Cocculus**
	• noch größere Übelkeit und Schweißausbrüche, Brechreiz	**Tabacum**
Herzbeschwerden, krampfartig oder mit Schmerzen	durch Anstrengung, mit verschiedenen, ev. schmerzhaften Begleiterscheinungen • mit Kreislaufbeschwerden, mit Unverträglichkeit der Kleider, wenn sie eng anliegen, Hitze- oder Kältegefühl	**Arnika, Spigelia Lachesis**
	Krämpfe oder Zusammenschnüren am Herzen, ev. Zusammenschnüren am Brustkorb und Angst • schlechter durch jede Bewegung	**Spigelia**
	• mit Ausstrahlen der Beschwerden in den linken Arm	**Cactus**
	• ebenso mit Ausstrahlen in den linken Arm, aber extreme Schmerzen, Todesangst, kalter Schweiß, z. B. bei drohendem Herzinfarkt und spitalsreifem Zustand	**Latrodectus**

☹ **Der Globi warnt:** Herzbeschwerden dürfen keinesfalls ohne ärztliche Versorgung behandelt werden. Die Empfehlungen haben sich allerdings im Rahmen der Ersten Hilfe bis zum Eintreffen des Arztes vielfach bewährt.

Husten

Die homöopathische Behandlung von Husten ist nur bei möglichst genauer Übereinstimmung von Beschwerdebild und Arzneimittelbild erfolgreich. Wichtig sind vor allem die individuellen Begleiterscheinungen (z. B. Schwitzen beim Husten), der Tagesrhythmus der Beschwerden und die Verbesserung oder Verschlechterung durch diverse Umstände. Hier werden nur die wichtigsten Anfangsmittel im Detail dargestellt.

Schmerzloser, trockener Husten	ohne ersichtliche Ursache	
	● hart, rauh klingend, kurz, schnell hintereinander, schlechter durch Sprechen und im Liegen. Halsschmerz durch Husten. Ev. mit Schluckbeschwerden, kleine Schlucke von Getränken oder Essen bessern kurz, Verschlechterung in der Nacht	**Spongia**
	● bellender, tiefer Husten, mit allgemeinem Frösteln und Hitze des Kopfes	**Belladonna**
	● heftiger, krampfartiger Husten, erstickend, Gesicht wird rot beim Husten, ev. schmerzhaft in der Brust und Brechwürgen beim Husten	**Cuprum**
	● mit Halsschmerzen und Schnupfen, Schleim in den Atemwegen und Verlangen nach kühlen Getränken, allgemeine Zerschlagenheit, reichliches Schwitzen und Bedürfnis nach Wärme	**Phytolacca**
	● Rauheit oder wundes Gefühl im Hals, trockener, hohler Husten; allgemeines Gefühl von Schwäche und Verspanntheit in den Muskeln, ev. Harnabgang beim Husten	**Causticum**
	● trockener, erschütternder Husten, der aus dem Magen zu kommen scheint und oft mit Kopfweh einhergeht. Der Patient hält sich beim Husten die Brust	**Bryonia**
Trockener Husten, ausgelöst durch Kitzeln in den Luftwegen	Husten wird durch jeden Atemzug ausgelöst, je mehr man hustet, um so schlimmer wird es. Trockener Husten mit Beengung in der Brust, ev. mit Heiserkeit	**Phosphor**
	Druck hinter dem Brustbein, Schwächegefühl in der Brust, sogar beim Sprechen	**Acidum phos.**
	tiefer, trockener, quälender, erstickender Husten wie bei Keuchhusten. Schlechter nach Mitternacht, Würgen und kratzendes Gefühl im Hals. Heiserkeit, das Sprechen ist anstrengend	**Drosera**
	tiefer Husten, mit Heiserkeit und Wundheit im Rachen, auch im Schlaf	**Verbascum**

	unaufhörliches Kitzeln und/oder Kratzen in den Atemwegen, bei Verschlechterung durch Hinlegen und nachts	**Ammonium muriat.**
	Husten durch Kitzeln in den Atemwegen oder in der Magengrube, dabei berstender Kopfschmerz, Tränenfluß beim Husten, ev. stechende Schmerzen in der Brust beim Husten	**Natrium muriat.**
	siehe auch oben unter Belladonna, Bryonia, Causticum, Phosphor	
Schleimiger Husten	Husten im warmen Zimmer, mit verstopfter Nase, Verlangen nach Frischluft; trocken in der Nacht, tagsüber eher schleimig, Druckgefühl und Wundheit in der Brust	**Pulsatilla**
	anfangs trockener Husten, später mit Schleim und Rasseln in der Brust, wird aber oft als trockener Husten empfunden, mit Übelkeit und Brechreiz	**Ipecacuanha**
	Schleimrasseln in der Brust, mit Übelkeit und Brechwürgen beim Husten, Schwäche und dunkle Ringe um die Augen	**Antimonium tartar.**
	anfangs trockener, kratzender, dann bald schleimiger Husten mit Atemnot und Schleimrasseln in der Brust. Der reichliche Schleim kann nicht gut ausgehustet werden, Frösteln und Verlangen nach Frischluft bei verfrorenen, eher korpulenten Personen	**Ammonium muriat.**
	⊗ **Der Globi warnt:** Bei fieberhaften Erkrankungen mit Husten darf keine Selbstbehandlung durchgeführt werden!	
Krampfartiger Husten	Von Anfang an anhaltender, überwiegend krampfartiger Husten	
	● trockener Husten mit Brechwürgen oder Erbrechen	**Cumprum**
	● keuchhustenartiger, quälender, trockener Husten, mit kratzendem Gefühl im Hals, Heiserkeit und Verschlechterung nachts	**Drosera**
	● mit Rauheit im Hals, siehe oben	**Spongia**
Hitzegefühl oder Fieberanstieg beim Husten	Hitze im Kopf mit kalten Extremitäten, dabei dampfende Hitze	**Belladonna**
	Husten mit Schwäche in der Brust, viel Durst und ev. auch Appetit während des Fiebers	**Phosphor**

66

	große Erschöpfung, Empfindlichkeit gegen Berührung von Kleidern oder der Bettdecke, Erstickungsgefühl im Liegen	**Lachesis**
	übelriechende Absonderungen, Verlangen, sich abzudecken, Wechsel von Hitze und Fröstelgefühl	**Sulfur**
Schmerzhafter Husten	Schmerzen im Kopf, im Hals, in der Brust oder in den Atemwegen, meist schon von Anfang an, siehe unter Spongia, Bryonia, Belladonna, Phosphor	
	Bauchschmerzen beim Husten, siehe unter Belladonna, Bryonia, Drosera	
Tränenfluß beim Husten	starke Absonderungen aus Nase und Augen, Tränenfluß beim Husten; Wechsel von Verstopfung der Nase und wundmachendem Fließschnupfen, reichliches Niesen	**Scilla**
	Röte und Schwellung der Augen, Brennen der Augenlider und Verlangen nach kühlen Umschlägen	**Euphrasia**
	siehe auch Eupatorium perfol., Pulsatilla, Natrium muriat.	

Tiefer, bellender Husten am Beginn einer Erkältung siehe Kapitel „Erkältung, Fieber, Grippe"

Insektenstiche und Tierbisse

Bei Insektenstichen (von relativ ungiftigen Tieren wie Mücken, Zecken, Spinnen, Seeigeln, oder giftabsondernden Insekten wie Bienen, Wespen, Hornissen, Skorpionen) oder Verletzungen durch andere Gifttiere (z. B. Giftfische, Schlangenbiß etc.) ist die homöopathische Erstversorgung nicht abhängig von der Art des Verursachers, sondern vom Aussehen und den Beschwerden der Verletzung.

☹ **Der Globi warnt:** Bei Bissen durch Gifttiere ersetzt die sofortige homöopathische Mittelgabe und Wundversorgung nicht die ehemöglichste Einleitung einer speziellen Therapie (z. B. Gabe von Schlangenserum etc.). Daher sofort zum Arzt! Bei sehr heftigen Schmerzen fünf Globuli in 1/4 l Wasser auflösen und ca. alle fünf Minuten einen Schluck einnehmen.

Verletzung durch Einstiche wie mit einer Nadel	Wundstelle mit rötlicher oder bläulicher Verfärbung, anfangs wenig Schwellung und stechenden oder brennenden Schmerzen mit Verlangen nach kühlen Umschlägen ● blasse Farbe und eindrückbare, teigige und hitzende Schwellung der Haut, besser durch kühle Umschläge	erstes Mittel ist immer Ledum Apis
Bißwunden oder Schlangenbisse	heftige Schmerzen, Schwellung und Blaufärbung der Bißstelle, Unruhe, Schwäche, Schweißausbruch, allgemeines Krankheitsgefühl, Beklemmung und Verlangen, die Kleider zu lösen	Lachesis
Skorpionbisse	die Bisse tropischer Skorpione sind durchwegs giftig, aber bei Erwachsenen selten lebensbedrohlich. Betroffene Extremität ruhigstellen, nicht abbinden oder an der Bißstelle einschneiden! ● bläuliche Verfärbung, Schwellung und Schmerzen an der Bißstelle, Schweißausbruch, Übelkeit und Kurzatmigkeit ☹ **Der Globi warnt:** Auch bei geringen Anfangssymptomen ärztliche Hilfe beanspruchen. Antiserum wird nur bei kritischen Fällen angewendet, falls die Symptome sich innerhalb der ersten Stunden verschlechtern, statt abzuklingen.	Lachesis
Zeckenbiß	Entfernung der Zecke mit einer Zeckenpinzette, indem das Tier möglichst nicht gequetscht wird, sondern direkt an der Haut gefaßt werden kann. Vorsichtig anziehen, ohne zu drehen. Auch das Eintupfen mit Öl oder anderen Stoffen vor	

	der Entfernung bringt keine besseren Ergebnisse. Stelle mindestens drei Minuten mit Desinfektionsmittel behandeln. ● bei Rötung und Schwellung der Bißstelle	**Ledum**
	☺ **Der Globi empfiehlt:** Reste von Zecken, die in der Haut verblieben sind, vom Arzt entfernen lassen. Impfschutz beachten. Da die ebenfalls von Zecken übertragene Borelliose keineswegs harmlos ist, empfiehlt sich der Schutz vor Zeckenbissen mittels Auftragen oder Einsprühen von Repellentien (Insektenschutzmitteln).	
Raupen, Schmetterlinge	der Kontakt mit Raupenhaaren oder den Brennhaaren von Schmetterlingen hinterläßt oft äußerst unangenehme Hautreizungen, ev. auch allergische Reaktionen ● Rötung, Schwellung, leichtes Brennen und Jucken, ev. Blasenbildung ● gerötete, ev. blasenbildende Schwellung mit furchtbarem Brennen wie bei einer Brandwunde	**Urtica urens** **Cantharis**
	☺ **Der Globi empfiehlt:** Entfernen Sie die Raupenhaare, indem Sie ein Klebeband auf die betroffene Stelle kleben und dann vorsichtig abziehen. Nicht abreiben! Der Versuch, die Haare mit dem Strahl einer Dusche zu entfernen, gelingt nur bei sehr oberflächlich eingedrungenen Haaren. Nach dem Entfernen desinfizieren.	
Kröten, Lurche, Amphibien	die heimischen Kröten, Feuersalamander und Frösche erzeugen keine schweren Vergiftungsbilder. Es kommt zu Reizungen an der Haut. Bei Kontakt mit diesen Tieren Haut mit Wasser abspülen. Beschwerden siehe Raupen, Schmetterlinge	**Cantharis**
	Bei tropischen Eidechsen, z. B. der Krustenechse Heloderma, ist die Behandlung wie bei Schlangenbissen mit Antiserum erforderlich.	**Lachesis**
Verletzungen durch Quallen oder Nesseltiere	diese können lokale, aber auch allgemeine Störungen verursachen, die bei manchen Arten lebensgefährlich verlaufen können. Daher ist Vorsicht sowie im Ernstfall sofortige Erste Hilfe oberstes Gebot. Dazu gehört die vorsichtige Entfernung der aktiven Nesselkapseln. Folgende – in diesem Fall nicht homöopathische – Lösungen sollten bei den gefährlichen Quallen aufgetragen werden: ● Würfelquallen (Chironex fleckeri), Portugiesische Galeere (Physalia): Essig (5% Essigsäure)	

	● Leuchtqualle (Pelagia): konzentrierte Magnesiumsulfatlösung ● Feuerqualle (Chrysaora) und Haarqualle (Cyanea capillata): Backpulver, als Paste angerührt ungeeignet ist Süßwasser oder Alkohol; falls keine Lösungen verfügbar sind, hilft notfalls das Auftragen von Sand und vorsichtiges Abschaben, danach die Spülung mit Meerwasser Bei allgemeinen Reaktionen (Kreislaufschwäche, Schock) gelten die Regeln der Ersten Hilfe (siehe Seite 10 f.). Das aus einem Nesseltier homöopathisch hergestellte Mittel Medusa C 200 (an sich nicht Bestandteil unserer Notfallapotheke) ist zur Linderung der brennenden Hauterscheinungen hilfreich, außerdem: ● intensive Rötung, Brennen und Blasenbildung ● brennende Schmerzen wie von Brennnesseln, mit Rötung und Schwellung	 **Cantharis** **Urtica urens**
Seeigel- verletzungen	☺ **Der Globi empfiehlt:** Seeigel- oder Kaktusstacheln können sehr unangenehme Folgen nach sich ziehen. Zur Entfernung empfiehlt sich folgendes Vorgehen: Auf die betroffene Stelle ein Klebeband vorsichtig aufdrücken und dann behutsam abziehen, wobei die Stacheln ankleben und dadurch aus der Haut herausgehen. Wenn möglich, empfiehlt sich in jedem Fall Inanspruchnahme ärztlicher Hilfe zur definitiven Wundversorgung.	
	Wundstelle mit rötlicher oder bläulicher Verfärbung, anfangs wenig Schwellung und stechende oder brennende Schmerzen mit Verlangen nach kühlen Umschlägen ● zur Verhütung von Eiterungen an der betroffenen Stelle	**Ledum** **Calendula**
Giftige Meerestiere	Vorsicht beim Waten im seichten Wasser vor Steinfisch oder Teufelsfisch (Synanceja sp., Kenia). Giftig sind die Flossen, wobei es auch zu Todesfällen kommen kann. Bei der Behandlung sind herkömmliche Schmerzmittel oft enttäuschend, ideal ist die Verabreichung eines Antiserums ● für die brennenden Schmerzen mit Schwellung, allgemeiner Unruhe, Schwäche und Kreislaufbeschwerden, versuchsweise Auf die unterschiedlichsten giftigen Meerestierarten kann hier nicht weiter eingegangen werden, es empfiehlt sich das Studium spezieller Literatur.	 **Cantharis**

Kopfschmerzen

Die homöopathische Behandlung von Schmerzen ist nur dann erfolgreich, wenn das Mittel möglichst genau paßt. Da in der Notfallapotheke nur eine kleine Auswahl an Arzneien vorhanden ist, ist bei immer wiederkehrenden Beschwerden ein Erstgespräch bei einem Homöopathen mit der genauen Analyse des Bildes unerläßlich.

Kopfschmerz diffus, dumpf, eher mit Blässe und Schwäche	ohne Ursache oder infolge geistiger oder körperlicher Überlastung, durch Kränkung, Streß, Lernen, geistige Anstrengung, Überanstrengung der Augen, Exzesse, ev. dunkle Ringe um die Augen, besser durch Ruhe	Acidum phos.
	● eher im Hinterkopf, infolge Schlafmangel, ev. Schwindel	Cocculus
	● ev. mit Augensymptomen vor oder während des Kopfwehs, ev. vom Hinterkopf nach vorn ziehend, manchmal bis zum Auge	Gelsemium, Vincetoxicum
	● durch Hektik, Streß, Genußmittelmißbrauch, berstend, eher bei Männern	Nux vomica
	● durch Kränkung oder Überanstrengung, anfangs dumpf, dann hämmernd, besser durch kalte Umschläge	Natrium muriat.
Kopfschmerz mit Schwindel oder Kreislaufstörungen	mit Schwäche, ev. mit Schwindel und Kreislaufproblemen, besser durch Liegen oder Essen	Phosphor
	● mehr im Hinterkopf, infolge Schlafmangel, mit Schwäche und ev. mit Schwindel	Cocculus
	● große akute Schwäche oder „Schwarzwerden vor den Augen", Kreislaufkollaps, kalter Stirnschweiß	Veratrum
	● mit Schwäche und Übelkeit, kalter Schweiß	Tabacum
Kopfschmerz, eher lokaler „Nervenschmerz", einseitig oder beidseitig	durch Überarbeitung, infolge schlechter Luft oder überhitztem Zimmer mit Tabakrauch, wandernd, ev. bis ins Gesicht ausstrahlend, ev. mit Tränenfluß	Pulsatilla
	● eher linksseitig, vom Hinterkopf oder von oben, setzt sich über dem Auge fest, wird gegen Mittag schlechter, stechend, ev. mit Herzklopfen	Spigelia
	mit Sehstörung, Übelkeit, Erbrechen, migräneartiger Kopfschmerz	
	● scharfe, klopfende Beschwerden, meist halbseitig, oft als „Sonntagsmigräne", wenn die Spannung nachläßt, oder nach zuviel Süßem	Iris
	● im Hinterkopf, nach vorn ausstrahlend oder auch in der Stirn über den Augen, Druckgefühl auf die Augen, besonders beim Herumschauen, Schwindel	Gelsemium, Cocculus

Kopfschmerz mit Blutandrang zum Kopf, pulsierend oder berstend	infolge Überanstrengung, mit warmem Gesicht, empfindlich gegen Licht, Lärm, Erschütterung, besser in Ruhe	
	● ev. mit Schwindel und leichter Beklemmung in der Brust	**Rauwolfia**
	● auch durch Kälte verursacht, mit allgemeiner Zerschlagenheit, Gliederschmerzen und Frösteln	**Arnika**
	● durch Überanstrengung, Aufregung oder Frust verursacht, ev. mit Übelkeit, Sehstörungen und trockenen Lippen	**Natrium muriat.**
	● durch Sonne oder Überhitzung, Klopfen in der Halsgegend, im Sitzen besser als im Liegen, besser durch kühle Umschläge, ev. mit geröteten Augen und weiten Pupillen, eher bei Frauen	**Belladonna**
	● heftigste wellenartige Schmerzen, im Bewegen eher besser als im Liegen, besser durch Eisbeutel, bei Menschen, die zu hohem Blutdruck neigen	**Glonoinum**
Kopfschmerzen infolge Sturz, Verletzung oder Gehirnerschütterung	☹ **Der Globi warnt:** Bei Kopfschmerzen infolge Sturz oder Trauma, in deren Gefolge Übelkeit, Benommenheit oder Erbrechen auftritt, unbedingt Arzt konsultieren, da Verdacht auf eine Gehirnerschütterung besteht!	
	erstes Mittel, am besten sofort einige Male im Abstand von ca. 5 Minuten bis zur Besserung verabreichen	**Arnika**
	● mit Bluterguß oder Blutung, allgemeiner Zerschlagenheit, Rückenschmerzen und Frösteln, bei an sich robusten Menschen	**Arnika**
	● mit Schmerzen im Bereich der Wirbelsäule, entlang der Nerven, große Überempfindlichkeit gegen Berührung	**Hypericum**
	● ev. mit Blutungen oder Bluterguß, mit großer Schwäche und Erschöpfung, Verlangen nach kühlen Getränken und Zuspruch, bei eher sensiblen, ängstlichen Menschen	**Phosphor**
Kopfschmerzen infolge Wetterwechsel, Föhn oder Klimawechsel	mit leichtem Schwindel und diffusem Druck	
	● bei eher kreislaufschwachen Menschen, besser durch Hinlegen	**Acidum phos.**
	● bei eher hektischen, gestreßten Menschen mit allgemeiner Verspannung, besser durch Bewegung, Strecken, Massieren	**Rhus tox.**
	● starke bis berstende Schmerzen, großer Durst und Verlangen nach absoluter Ruhe und kühlen Umschlägen, besser durch Hinlegen im dunklen Zimmer	**Bryonia**
Kopfschmerzen infolge Sonnenbestrahlung	**Eher bei Frauen**	
	● Schwindel und Blutwallungen zum Kopf, große Unruhe, Schmerzen über den Augen, Gesicht dunkelrot, gedun-	**Lachesis**

	sen oder blaß und kalt. Ev. mit Nasenbluten, Beschwerden eher linksseitig; bei aktiven, dominanten Frauen	
	● pulsierende Schmerzen mit Röte und Hitze des Kopfes, Klopfen der Halsschlagadern, schlimmer durch jede Bewegung, eher rechtsseitig	**Belladonna**
	● berstende, meist wandernde Schmerzen mit Schwindel, besser durch Einbinden oder Bewegung in frischer Luft; bei milden, sensiblen Frauen	**Pulsatilla**
	Eher bei Männern oder unabhängig vom Geschlecht	
	● berstende, klopfende Schmerzen im Rhythmus des Herzschlages, ähnlich Belladonna, vom Nacken aufsteigend, schlechter durch jede Bewegung, nervöse Unruhe	**Glonoinum**
	● mit Schwindel, Schwäche und Übelkeit, blasses Gesicht, Schmerz vor allem im Hinterkopf	**Cocculus**
	● mit Stirnkopfschmerz, der auf die Augen drückt, oder auch im Hinterkopf mit Ausstrahlung nach vorn, zittrige Schwäche und Nervosität	**Gelsemium**
	● berstender Schmerz, der durch die geringste Bewegung verschlechtert wird, bei eher reizbaren Menschen, die zu Verdauungsstörungen neigen	**Bryonia**
	● klopfende Schmerzen, ev. mit Sehstörungen kombiniert, bei eher verschlossenen, meist mageren Menschen, Extremitäten kalt, Empfindlichkeit gegen Kälte, am Kopf aber auch gegen Hitze	**Natrium muriat.**
	● Kopfschmerzen mit Übelkeit und Empfindlichkeit gegen Licht, Lärm und Geruch	**Nux vomica**
Kopfschmerz nach Alkoholkonsum ev. begleitet von Übelkeit, Schwindel und Schwäche	**Eher bei Männern**	
	● nach Übermaß von Genußmitteln, Feiern oder durchzechter Nacht; meist mit Übelkeit und Kopfweh, Kater, Erbrechen, Verlangen nach Wärme	**Nux vomica**
	● bei Männern mit Neigung zu Verdauungsbeschwerden, besonders durch Fett, Blähendes, Süßes oder Brot, was aber gern gegessen wird. Alkohol wird oft nicht gut vertragen. Reißende oder drückende Kopfschmerzen, ev. mit Schwindel und Übelkeit. Wenig Schweiß und Durst, kälteempfindlich, gegen alle Eindrücke eher überempfindlich	**Lycopodium**
	Eher bei Frauen	
	● ähnlich Nux vomica bei Männern, drückender, brennender Kopfschmerz, allgemein empfindlich gegen Hitze und Zimmerwärme, alles schlechter nach Schlaf oder morgens, Schwitzen, empfindlich gegen Druck der Kleidung, Flimmern während Kopfweh, Schwindel, blasses Gesicht; besser durch kühle Anwendungen und Frischluft	**Lachesis**

● nach Kränkung und Aufregungen, ev. mit Übelkeit und Magenbeschwerden, bei sensiblen Frauen	**Ignatia**
● mit Hitze des Kopfes, Gesichtsröte bei kalten Extremitäten, Übelkeit; trockener Mund, Herzklopfen, pulsierender Kopfschmerz mit Verlangen nach kalten Umschlägen, Dunkelheit und Ruhe	**Belladonna**
● drückende oder wandernde Kopfschmerzen bei milden, sensiblen, eher verfrorenen Frauen, die Alkohol, warme Räume, Lärm und Rummel schlecht vertragen. Verlangen nach Frischluft und Ruhe	**Pulsatilla**

Unabhängig vom Geschlecht

● Rückenschmerzen, gelbliche Gesichtsfarbe, Verlangen nach Wärme, heißem Bad oder warmen Getränken; Übelkeit und schlechter Mundgeschmack	**Chelidonium**
● Völle, Blähungen, Aufstoßen, Schwindel, Verdauungsbeschwerden, Schwitzen und Durchfall	**China**
● mit Gliederschmerzen, besonders der Füße, und Schwäche, alles besser in Kühle oder durch kalte Anwendungen trotz Frieren	**Ledum**
● mit Glieder- und/oder Rückenschmerzen, Druck oder Schmerzen in den Augen mit Lichtempfindlichkeit, Verlangen nach kühlen Umschlägen	**Ruta**
● mit nervlicher Überreiztheit, Unruhe, Angst, Zittrigkeit und Schweißausbrüchen. Druck in der Stirn auf die Augen oder vom Hinterkopf nach vorn ausstrahlend	**Gelsemium**
● geistige und körperliche Überanstrengung, bei sensiblen, nervösen, ängstlichen Personen, meist mit Erbrechen, blassem Gesicht und Kreislaufschwäche	**Phosphor**
● Totenübelkeit, blasses Gesicht, akuter Kollaps, kalter Schweiß und Frieren	**Veratrum**
● mit Brechdurchfall und schwerem Krankheitsgefühl, Verlangen nach Wärme, großer Durst, Unruhe und Angst	**Arsenicum album**

Kopfschmerzen infolge Überanstrengung siehe Kapitel „Überanstrengung als Krankheitsauslöser"

Kreislaufbeschwerden, Kollaps, Schlaganfall

Plötzliches Schwarzwerden vor den Augen, Kollaps, Ohnmacht	nach längerem Stehen, in überfüllten Räumen oder Menschenmengen, plötzliches Zusammenfallen mit Kälte des Körpers, schwachem Puls und leichenblassem Gesicht	
	meist mit kaltem Schweiß, vor allem auf der Stirn, mehr oder weniger große Übelkeit und Hinfälligkeit, ev. mit Bauchsymptomen oder Durchfall, Frösteln und Verlangen nach Wärme und Ruhe	**erstes Mittel Veratrum**
	infolge Schreck, Schock oder mechanischer Verletzungen, mit Teilnahmslosigkeit, geringem Schmerzempfinden und schnellem Atem	**Opium**
	● mehr bei massiven Traumen, Gehirnerschütterung, mit großer Überempfindlichkeit gegen die Schmerzen	**Arnika**
	mit großer Angst und Unruhe, Frieren und Verlangen nach Wärme und warmen Getränken	**Arsenicum album**
	mit Gefühl von Herzschwäche, Beklemmung und Lufthunger, ev. mit rasselndem Atem, bei eher trägen, meist korpulenten Menschen mit chronischer Kreislaufschwäche	**Ammonium muriat.**
	mit Gefühl von Beklemmung und Atemnot, will einen Fön oder die Düsen der Klimaanlage auf sich gerichtet haben, obwohl ihm eher kalt ist. Bei eher älteren, schlanken, frostigen Menschen mit chronischer Kreislaufschwäche	**Carbo vegetabilis**
Kollaps infolge Bauchschmerzen	erstes Mittel siehe oben	**Veratrum**
	mit krampfartigen Bauchschmerzen, Aufstoßen, Übelkeit und/oder Erbrechen, Kältegefühl	**Cuprum**
	Kollaps, Nase kalt und spitz, Angst, Unruhe, Frieren, aber Abneigung gegen Wärme, will nicht zugedeckt werden, aber auch empfindlich gegen kalte Luft, ev. mit unwillkürlichem Stuhl und/oder Bauchschmerzen	**Camphora**
Allmähliche Schwäche, Benommenheit, Kopfdruck, leichter Schwindel	infolge geistiger oder körperlicher Anstrengung, sexuellen Exzessen, Streß oder Schlafstörungen, mit Blässe, dumpfem Kopf und absoluter Antriebslosigkeit, Durst nach erfrischenden Getränken	**Acidum phos.**
	● mit Übelkeit und Schwindel beim Bewegen, meist durch Übernächtigung und Schlafmangel	**Cocculus**

	● durch Genußmittelmißbrauch, Exzesse oder zuviel Streß, sexuelle Überanstrengung, eher bei Männern aus der Vollgasbranche, meist mit Übelkeit verbunden	**Nux vomica**
	● mit Verdauungsstörungen, Wechsel zwischen Wärme- und Kältegefühl, Brustbeklemmung und Wärmegefühl im Gesicht	**Rauwolfia**
	● mit Völle, ev. Schwindel und Ohrensausen, diffusem Schwitzen, Frösteln und Überempfindlichkeit gegen Luftzug, ev. mit Bauchbeschwerden verbunden, auch nach Verlust von Körpersäften (Menstruation, Durchfall etc.)	**China**
	● mit dem Gefühl von Herzschwäche, Beklemmung und Lufthunger, ev. mit rasselndem Atem, bei eher trägen, meist korpulenten Menschen mit chronischer Kreislaufschwäche	**Ammonium muriat.**
Hitzekollaps	Kreislaufbeschwerden und/oder Kollaps infolge Sonne und Hitze, pulsierende Kopfschmerzen	**Belladonna**
	● Schwindel, Schwäche und Kopfschmerzen in der Stirn oder vom Hinterkopf nach vorn ziehend, Lichtempfindlichkeit und Nervosität	**Gelsemium**
	● bei an sich verfrorenen, sensiblen, durstlosen Frauen; Schwäche und Kopfschmerzen	**Pulsatilla**
	● große Empfindlichkeit gegen Sonne und Hitze, Schwäche, Schwindel und pulsierende Kopfschmerzen	**Natrium muriat.**
	● Schwindel, Übelkeit und Aufstoßen, siehe oben	**Carbo vegetabilis**
	siehe auch Kapitel „Sonnen- oder Gletscherbrand, Sonnenstich, Sonnenallergie"	
Kollaps infolge Durchfall	oder massive Kreislaufbeschwerden, Schwindel, Schwäche aufgrund von Durchfall	
	● bei massiven Durchfällen, die explosionsartig abgehen und daher einen großen Flüssigkeitsverlust erzeugen; oft schmerzlos, mit Schwächegefühl im After	**Podophyllum**
	● der meist verstopfte Nux-vomica-Patient leidet nach Genußmittelüberkonsum oder verdorbenen Speisen kräftig an Durchfall, meist mit krampfartigen Bauchbeschwerden, Erbrechen und Übelkeit. Dazu kann sich aufgrund der heftigen Gesamtsymptomatik auch eine Kreislaufschwäche entwickeln; große Schwäche und Schwindel beim Aufsetzen	**Nux vomica**
	● an sich kreislauflabile Frauen mit Unverträglichkeit von Hitze, Wärme oder auch überfülltem Zimmer; diese Auslöser können zum Kollaps führen	**Pulsatilla**
	● bei schweren Krankheitsbildern von Brechdurchfall, nach starkem Durchfall und/oder Flüssigkeitsverlust durch Schwitzen; besser durch Wärme, Übelkeit wird im Hals gefühlt	**Arsenicum album**

	• ähnlich Arsenicum album, jedoch kalter Schweiß auf der Stirn und Trockenheit der Schleimhäute; meist nicht besser durch Wärme, eher Verlangen, sich abzudecken, Übelkeit wird im Magen empfunden	**Veratrum**
Kollaps infolge Säfteverlust (Blut, Schweiß, Erbrechen, Durchfall)	Kollaps oder Kreislaufbeschwerden mit Schwindel, Frösteln und Verlangen nach Ruhe • nervöse Reizbarkeit, Überempfindlichkeit gegen alle Eindrücke, Berührung und vor allem Zugluft und Kälte, besser in Ruhe; vor allem nach Blutverlust	**China**
	• ähnlich China, jedoch eher abgestumpfte Sinne und selten gereizte Stimmung, im Freien und in frischer Luft vorwiegend besser; durch Ruhe eher schlechter, da Verlangen nach Ablenkung und Bewegung besteht	**Acidum phos.**
	• durch Erbrechen, mit starker Übelkeit und ev. Brust- und/oder Bauchbeschwerden	**Ipecacuanha**
	• in Zusammenhang mit Erbrechen und Übelkeit, siehe oben unter Nux vomica • bei schweren, heftigen Beschwerden, siehe oben unter Arsenicum album, Carbo vegetabilis, Veratrum	
Kollaps infolge Fieber	meist bei höheren Temperaturen, nach dem Aufstehen aus dem Bett, mit Schwindel und Schwarzwerden vor den Augen. Die Symptome bessern sich meistens wieder, wenn der Patient in liegende Position gebracht wird. Im folgenden einige Mittel, welche für den Gesamtzustand hilfreich sind	
	• beim ersten heftigen Anfangsstadium eines fulminanten Erkältungsfiebers, mit Röte im Gesicht, Hitze und Unruhe	**Aconitum**
	• im Zusammenhang mit Überanstrengung und Zerschlagenheitsgefühl des ganzen Körpers	**Arnika**
	• mit Übelkeit bei Magen-Darm-Erkrankungen, Erbrechen und/oder Durchfall	**Nux vomica**
	• Schwäche beim Aufstehen, bei Atemwegs- oder Bauchbeschwerden im Rahmen einer Grippe, überempfindlich gegen alle Eindrücke	**Phosphor**
	• bei hohem Fieber mit pulsierenden Kopfschmerzen, ev. nach Hitzeeinwirkung; ev. mit Übelkeit und Fieberblasen; bei abweisenden, eher verschlossenen Patienten, die Ruhe haben wollen	**Natrium muriat.**
	Bei an sich kreislauflabilen Personen, eher bei Frauen • mit Neigung zu Venenleiden, Verlangen nach Frischluft und Ruhe, wobei Körper und Seele in fast allen Belangen ziemlich wechselhaft sind	**Pulsatilla**
	• noch größere Empfindlichkeit des Nervensystems, sehr beeindruckbar gegen Kränkung, Kummer und psychische Belastungen	**Ignatia**

Kollaps und Ohnmacht – „Schlaganfall"

dabei handelt es sich nicht um eine einheitliche Krankheit, sondern nur um einen Akutzustand, der durch unterschiedlichste Ursachen auftreten kann. Bei massiven Fällen kommt es zu plötzlicher Bewußtlosigkeit, in leichteren zu vorübergehender Bewußtseinsstörung, Sprachstörungen und/oder Lähmungserscheinungen im Gesicht oder am Körper. Bei erstmaligem, vollkommen unverhofftem Auftreten den Patienten stabil lagern und Rettung verständigen. Dabei kann das passende Mittel verabreicht werden, indem man alle fünf Minuten ca. fünf Globuli in den Mund gibt.

☹ **Der Globi warnt:** Auch bei vorübergehenden Störungen muß die Rettung ohne Zeitverlust verständigt werden, da die rasch eingeleitete Anfangsbehandlung entscheidend für den Ausgang des Geschehens ist.

Bewußtlosigkeit
● Gesicht dunkelrot bis bläulich, rasselnde oder schnarchende Atmung, tiefe Bewußtlosigkeit ohne Reaktion auf äußere Reize, ev. Steifheit oder Lähmung des Körpers | **Opium**

ohne oder nur vorübergehende Bewußtlosigkeit
● rotes Gesicht, weite Pupillen, Krämpfe, ev. unwillkürlicher Harnabgang, tiefer Schlaf, eher bei Frauen | **Belladonna**
● mit Pulsieren der Gefäße, rotem Kopf, bei Menschen mit hohem Blutdruck, die zu Kopfschmerzen und Herzbeschwerden neigen und Sonne nicht vertragen | **Glonoinum**
● Gesicht normal oder blaß gefärbt, bei Menschen mit labilem Kreislauf | **Ferrum phos.**
● Benommenheit, Lähmungserscheinungen und vor allem einseitige Lähmung im Gesicht mit Sprachstörung | **Causticum**

Kreislaufbeschwerden während der Menstruation siehe Kapitel „Menstruationsbeschwerden"
Kopfschmerzen mit Schwindel siehe Kapitel „Schwindel"

78

Kummer und Kränkungsfolgen

Die sofortige Gabe des homöopathischen Mittels verhindert oft wirksam das Auftreten von Folgeerscheinungen oder körperlichen Leiden, die durch seelische Traumen verursacht wurden. Daß diese nicht abhängig machen und im Idealfall den Grundkonflikt mit seinen Symptomen zum Verschwinden bringen, haben bereits viele Patienten an sich erlebt. Sicherlich entsprechen, wie immer, die angeführten Mittel nur einer kleinen Auswahl der insgesamt verfügbaren homöopathischen Medikamente.

Nach Haupt-symptomen	Seufzen als Hauptsymptom, nach Kränkung oder seelischer Verletzung bei eher introvertierten, sensiblen, nervösen und sprunghaften Frauen oder Mädchen. Auftreten „hysterischer" oder widersprüchlicher Beschwerden, anfangs meist Magenkrämpfe oder Bauchbeschwerden, Kloß im Hals oder Kopfschmerzen	Ignatia
	das Gefühl von geistiger Schwäche, Gleichgültigkeit und Hilflosigkeit, begleitet von körperlicher Schwäche und dumpfem Kopfweh	Acidum phos.
	Schwäche, begleitet von Schwindel und dem Gefühl, die Problematik zu durchschauen, aber nicht ändern zu können; Traurigkeit, Schlafstörungen und daraufhin Benommenheit und Schwäche tagsüber	Cocculus
	verschiedenartige Beschwerden, mit dem Empfinden von Gelähmtheit oder lähmungsartiger Schwäche, sind kennzeichnend für die Grundidee von Causticum. Ausgeprägtes Gerechtigkeitsgefühl – die Kränkung wird als Ungerechtigkeit empfunden – führen zu Körpersymptomen, beispielsweise zu Hals-, Kopf- oder Gesichtsschmerzen oder Harnblasensymptomen	Causticum
	Kränkung mit Jammern und reichlichen Tränen bei Frauen, die eher empfindsam und leicht in Rührung zu bringen sind. Besser nach Weinen und Zuspruch. Neigung zu Kopfweh nach Kummer, Verlangen nach frischer Luft und Ruhe	Pulsatilla
	Kränkung, die schwer von Ärger zu trennen ist, bei dynamischen, reizbaren und temperamentvollen Männern. Als körperliche Beschwerde meist Magendruck und Übelkeit oder Kopfweh, alles besser, wenn er einmal richtig Dampf ablassen kann	Nux vomica

	Kopfschmerzen durch Ärger und Kränkung, bei an und für sich hitzigen, reizbaren Typen; will aber in Ruhe gelassen werden und lehnt Diskussionen ab	**Bryonia**
	Kränkung und Verbitterung mit Abneigung gegen Trost oder Zuspruch, will mit sich selber ins reine kommen. Sensible und ernste Menschen mit der Tendenz, Probleme mit sich herumzutragen oder immer wieder darauf zurückzukommen, kann unter Umständen trotz tiefer Traurigkeit nicht weinen	**Natrium muriat.**
	Kränkung, die durch Partnerprobleme und in Verbindung mit Eifersucht auftritt, bei Frauen, die eher temperamentvoll, hitzig und mitteilsam sind und enge Kleidung nicht vertragen	**Lachesis**
Beschwerden nach Lokalisation	Kollaps ● mit „hysterischen" Symptomen, viel Seufzen und Klagen	**Ignatia**
	Kopfschmerz ● siehe oben unter Ignatia, Acidum phos., Natrium muriat. ● mit Schwindel und Schwäche, brennenden oder stechenden Schmerzen, besser durch kalte Umschläge	**Phosphor**
	Magenbeschwerden ● mit Kloßgefühl im Hals, Krämpfen, Schluckauf und Aufstoßen, eher bei Frauen ● eher bei Männern, siehe auch oben	**Ignatia** **Nux vomica**
	Herzklopfen ● mit viel Seufzen und krampfartigen Beschwerden an verschiedenen Körperteilen ● mit Kreislaufschwäche und ev. Kopfschmerzen	**Ignatia** **Acidum phos.**
	Herzschmerzen ● krampfartig, zusammenschnürend, bei eher dominierenden Menschen ● bei dynamischen Frauen, die auch eifersüchtig sein können, mit Kloßgefühl im Hals und Unverträglichkeit von enger Kleidung	**Cuprum** **Lachesis**
	Atemnot ● ev. mit Reizhusten, mit großer Reizbarkeit und Unruhe, Überempfindlichkeit und hitzigem Temperament; Menschen, die Hitze und Wetterwechsel schlecht vertragen ● außerdem siehe oben unter Ignatia, Pulsatilla, Nux vomica	**Chamomilla**

Magenbeschwerden, Sodbrennen, Schluckauf

Akute „Gastritis" verursacht durch Aufregung, Ärger, Zorn, Kränkung	Magenbeschwerden oder verschiedenartigste Schmerzen, ev. mit Übelkeit und Brechreiz oder Erbrechen – allererste Mittel	
	● bei Frauen	**Ignatia**
	● bei Männern	**Nux vomica**
	nach Kränkung oder Aufregung, mit Kloßgefühl und viel Seufzen, ev. besser durch kleine Bissen, meist bei sensiblen Personen, eher Frauen	**Ignatia**
Krampfartige Schmerzen mit Übelkeit	nach Aufregung, Ärger oder Zorn, meist nach zuviel Genußmitteln oder zuwenig Schlaf, meist mit Übelkeit, eher bei Männern	**Nux vomica**
	mit Speichelfluß und Übelkeit, bei unruhigen, überempfindlichen, reizbaren und übererregten Patienten	**Chamomilla**
	eher brennende Schmerzen mit viel Durst nach kühlen Getränken bei eher überempfindlichen, sensiblen Menschen	**Phosphor**
	überwiegend krampfartige Schmerzen, die zum Zusammenkrümmen zwingen; Erbrechen, das durch den Schmerz verursacht wird	**Colocynthis**
	Nahrungsmittel als Auslöser ● nach blähenden Speisen, Kraut, Kohl, Knoblauch, Zwiebeln, Kuchen oder Süßspeisen	**Lycopodium**
	● nach frischem Brot	**Bryonia, Phospor**
	● nach fetten Speisen, Cremespeisen oder Speiseeis	**Pulsatilla, Carbo vegetabilis**
	● nach Milch	**Arsenicum album, Sulfur**
	● nach Alkohol, Alkoholüberkonsum – siehe Kapitel „Vergiftungen, Lebensmittelvergiftungen und -unverträglichkeiten" ● nach Kaffee	**Chamomilla, Nux vomica**
	● nach verdorbenen Speisen – siehe Kapitel „Vergiftungen, Lebensmittelvergiftung und -unverträglichkeiten"	

Magen-	nach kalten Getränken	
beschwerden	● in Verbindung mit Erhitztsein und Schwitzen, nach An-strengung, mit Empfindlichkeit gegen Kälte	**Calendula**
	● heftige und plötzlich einsetzende Beschwerden, Bren-nen im Magen, das nach oben ausstrahlt, ev. mit Erbre-chen; allgemeines Krankheitsgefühl mit Unruhe und Angst, schwer krank zu sein	**Aconitum**
	● bei Menschen, die kalte Getränke lieben und auch nor-malerweise vertragen; brennende oder stechende Schmer-zen, ev. mit Erbrechen, Schwäche und Kreislaufbeschwer-den	**Phosphor**
	● bei eher durstlosen Menschen, drückendes Gefühl wie ein Stein oder nagendes Gefühl wie Hunger, schlechter Mundgeschmack	**Pulsatilla**
	● drückende Schmerzen mit Blähungen und/oder Aufsto-ßen, ev. Sodbrennen; bei Menschen, die an sich nur warme Getränke zu sich nehmen und Beschwerden bekommen, wenn sie einmal „sündigen"	**Lycopodium**
	● brennende Schmerzen und ev. saures Aufstoßen	**Causticum**
	● ähnlich Causticum, mit Unruhe und Wärmeverlangen, Übelkeit, übertriebene Furcht, schwer krank zu sein	**Arsenicum album**

nach Überessen, Durcheinanderessen, schweren Speisen und/oder Genußmittelüberkonsum

● mit Brechreiz, Speichelfluß, Übelkeit oder Erbrechen, mehr oder weniger starkem Druckgefühl, Krämpfen oder Magenschmerzen, Aufstoßen, Kreislaufbeschwerden und Verlangen nach Ruhe und frischer Luft	
eher bei Frauen	**Pulsatilla**
eher bei Männern	**Nux vomica**
● heftiges Erbrechen mit starker Übelkeit, Zunge dabei meistens nicht belegt	**Ipecacuanha**
● drückende Beschwerden oder Gefühl, als wäre ein Stein im Magen; am Bauch empfindlich gegen Berührung, gro-ßer Durst auf große Mengen kühler Getränke, belegte Zunge, Übelkeit und Schwäche beim Aufstehen, besser durch Ruhe und im Liegen	**Bryonia**
● heftige, brennende Schmerzen mit starker Übelkeit und Erbrechen, dabei großer Durst, aber nur auf kleine Men-gen. Unruhe und Angst, schwer krank zu sein, große Kreislaufschwäche	**Arsenicum album**
● krampfartige Beschwerden und starke Unruhe, Schmer-zen, die wellenartig kommen und gehen, ev. mit Übelkeit und/oder Erbrechen	**Colocynthis**

siehe auch Kapitel „Vergiftungen, Lebensmittelvergiftun-gen und -unverträglichkeiten"

	Medikamente oder nach Narkose als Auslöser, mit Übelkeit und meist krampfartigen Beschwerden, ev. mit vergeblichem Stuhldrang und/oder Aufstoßen	**Nux vomica**
	nach Erkältung oder am Beginn einer Grippe – siehe Kapitel „Erkältung, Fieber, Grippe"	
Sodbrennen, saures Aufstoßen	nach dem Essen, Überessen, Alkoholkonsum	**Nux vomica**
Schluckauf	krampfartig, mit dem Verlangen nach kühlen Getränken, die ev. bessern	**Cuprum**
	mit Trockenheit im Mund, schlechter durch alle äußeren Einflüsse bei erregbaren, unruhigen Patienten	**Belladonna**

Menstruationsbeschwerden

Menstruationsbeschwerden sind immer konstitutioneller Art und müssen daher im Rahmen eines Erstgespräches behandelt werden (siehe Teil I, „Konstitutionstherapie", Seite 25). Hier einige Hilfestellungen für überraschend auftretende Akutfälle:

Regelkrämpfe, krampfartige Bauchbeschwerden	mit meist schwacher oder verspäteter Menstruation, dabei ev. Übelkeit, Schmerzen abwärtsdrängend, ausstrahlend auf die Oberschenkel, mit krampfartigem Gefühl, ev. auch in den Waden oder anderen Körperregionen, mit Unruhe und Reizbarkeit, besser durch Druck oder Ruhe	**Viburnum**
	heftige, blitzartige oder krampfartige Schmerzen, oft schon ein paar Tage vor Einsetzen der Blutung, besser durch Wärme, Zusammenkrümmen und Druck, schlechter in Kälte; bei eher labilen Frauen	**Magnesium phos.**
	wie Magnesium phos., aber keine Besserung durch Wärme, eher mit Übelkeit oder schlechtem Mundgeschmack	**Colocynthis**
	vorwiegend Krämpfe, auch in anderen Körperregionen, sehr empfindlich gegen Berührung, schlechter durch Druck und nachts, Wärme bessert nicht	**Cuprum**
	Krämpfe oder wehenartige Schmerzen bei sehr starker Menses, besser durch Wärme, mit großer Reizbarkeit und Überempfindlichkeit gegen Schmerzen	**Chamomilla**
	Auftreibung des Unterleibes vor und während der Menses, die meist verspätet und spärlich eintritt, weniger heftige Schmerzen als Schwellung der Brüste und der Beine; besser durch frische Luft, schlechter durch Zimmerwärme, eher bei milden, sensiblen Frauen	**Pulsatilla**
	Regelschmerzen oft schon vor Einsetzen der Blutung, mit großer Empfindlichkeit gegen enge Kleidung; bei heftigen, dynamischen Frauen, denen es mit Eintritt der Blutung insgesamt eher besser geht	**Lachesis**
	Schmerzen bei Beginn der Blutung, die ev. stark und klumpig ist; bei eher widersprüchlichen, empfindlichen Frauen	**Ignatia**
	mit Durchfall, starkem Frieren, Kreislaufschwäche und kaltem Schweiß	**Veratrum**

Übermäßig starke Blutung	mit Schwäche und ev. Schwindel, ev. auch längere Dauer einer passiven, starken Blutung; Auftreibung des Leibes und ev. träge Verdauung; bei blassen, ev. älteren Frauen, die rasch ermüden	**China**
	meist mit Schmerzen, Schweregefühl im Unterleib, plötzlich auftretenden und sich bessernden Schmerzen. Mitunter gußweise, heiße, meist klumpige Blutung, ev. mit allgemeiner Schwäche, Hitzegefühl und Unruhe; eher bei heftigen, kräftigen, vollblütigen Frauen	**Belladonna**
	ausgedehnte Blutung mit dunklen Klumpen, wobei sich der Allgemeinzustand mit Einsetzen der Regel bessert, nachdem es vorher zu unangenehmen Allgemeinsymptomen gekommen ist. „Die Menses ist wie eine Erlösung." Unverträglichkeit von Wärme und enger Kleidung, ev. reichliches Schwitzen; bei dynamischen Frauen	**Lachesis**
	allgemeine Schwäche, großer Durst auf kühle Getränke und ev. Hitzegefühl im Kopf; Verlangen nach Frischluft; eher bei sensiblen, überängstlichen Typen	**Phosphor**
	neben Bauchbeschwerden auch Rückenschmerz während der Menses, ev. stärkere Blutung in der Nacht; bei eher korpulenten, blassen, trägen, kreislauflabilen Frauen	**Ammonium muriat.**
	nach Erschütterung oder mechanischer Verletzung, mit allgemeinem Zerschlagenheitsgefühl	**Arnika**
Rückenschmerzen während der Menses (unterer Rücken)	gleichzeitig mit Einsetzen der Blutung • Unterbauchschmerzen, die nach unten drängen und ev. bis auf die Oberschenkel ausstrahlen, besser durch Ruhe, Liegen und Druck auf den Bauch	**Viburnum**
	• Steifheit im Rücken, ev. mit Ausstrahlung in die Beine, ev. „rheumatisches" Ziehen in den Gliedern, häufig bei verzögerter Menses mit allgemeiner Schwäche	**Causticum**
	während der Blutung • wundes Gefühl im Bauch oder im Uterus, ev. ein Gefühl wie gequetscht. Bettwärme bessert nicht immer, wird manchmal gar nicht vertragen; bei Frauen, die zu Venenleiden neigen und leicht blaue Flecken bekommen	**Bellis perennis**
	• ähnlich Bellis perennis, bei milden, tränenreichen Frauen, die keine Hitze vertragen und Frischluft brauchen. Leichte Bewegung bessert; Menses oft verzögert, unregelmäßig, spärlich oder ausbleibend; bewährt bei Problemen nach Anwendung von Empfängnisverhütungsmitteln	**Pulsatilla**

	• bei Schwindel und/oder Kopfschmerzen während der Blutung; paßt zu scheinbar vollblütigen Menschen mit roten Wangen, die aber oft etwas blutarm sind. Ev. zusätzlich Kreislaufschwäche, kalte Hände und/oder Füße, Unruhe	**Ferrum phos.**
	• Empfindlichkeit gegen Erschütterung, schlechte Luft und Fahren im Auto, was Übelkeit und Schwindel hervorruft; lähmungsartiger Schmerz im Kreuz, ev. Kreislaufbeschwerden und Verlangen nach Ruhe und Schlaf; bei kreislaufschwachen Frauen, die sehr empfindlich gegen Schlafmangel und auf nervöse Einflüsse reagieren	**Cocculus**
Ausbleiben der Menses	durch Emotionen, Schreck, Kränkung oder Ärger	
	• durch unterschiedlichste Gemütsbewegungen, wenn die Tränen eher locker sitzen und Trost guttut	**Pulsatilla**
	• mit viel Seufzen, gegenüber Trost nicht immer aufgeschlossen, bei eher kapriziösen Typen, die sich selbst bemitleiden und sehr empfindlich auf Kränkung reagieren	**Ignatia**
	• bei eher reizbaren, unruhigen Frauen, mit Neigung zu Magen- oder Verdauungsproblemen; sie reagieren übermäßig und heftig auf Gemütsbewegungen	**Chamomilla**
	• durch Schreck, ev. mit nachfolgender Unruhe und Angst	**Aconitum**
	durch Erkältung oder am Anfang von Grippe oder fieberhaften Erkrankungen, mit Fröstelgefühl	
	• mit großer allgemeiner Empfindlichkeit gegen Kälte und Nässe oder Abkühlung nach warmen Sommertagen, ev. mit Durchfall oder Hautausschlägen kombiniert	**Dulcamara**
	• mit Verlangen nach frischer Luft, aber großer Frostigkeit, vor allem an Händen und Füßen, kein Durst	**Pulsatilla**
	• mit heftig einsetzenden Symptomen und raschem Fieberanstieg, schwerem Krankheitsgefühl	**Belladonna**
	• Wundheitsgefühl im Bauch und Becken, kein Verlangen nach Wärme	**Bellis perennis**
	• Schüttelfrost mit Eintritt der Menses, anschließend erhebliche Schwäche und Kopfschmerzen	**Pyrogenium**
Beschwerden bei überraschendem Wiedereinsetzen der Menses nach längerer Pause	häufigstes Mittel, mit großer Beziehung zum Unterleib	**Pulsatilla**
	Schwäche und Kreislaufbeschwerden bei blutarmen, leicht gestreßten Frauen, die dankbar für eine tröstende Aussprache sind	**Acidum phos.**
	Übelkeit und krampfartige Bauchbeschwerden, ev. Erbrechen im Zusammenhang mit der Blutung, Kreislaufschwäche und Bedürfnis nach Ruhe	**Nux vomica**

Andere körperliche Beschwerden im Zusammenhang mit der Menses (alphabetisch)	Atemnot	
	● Gefühl von Zusammenschnüren des Brustkorbes und/oder an anderen Stellen des Körpers, besser im Freien, mit Unruhe, Reizbarkeit oder starken Stimmungsschwankungen	**Cactus**
	● ebenfalls krampfartiges Gefühl in den Atemwegen, ev. mit Besserung durch Trinken oder Schwitzen; kalte Extremitäten, ev. mit Übelkeit	**Cuprum**
	● Erwachen mit Erstickungsgefühl, Kloß im Hals, große Unruhe und Verlangen, sich die Kleider vom Leib zu reißen, Bedürfnis nach frischer Luft	**Lachesis**

Blasenbeschwerden – siehe Kapitel „Blasenbeschwerden, Nierenkolik"
● Die Mittel, die sich am meisten bewährt haben, sind Pulsatilla, Apis und Petroselinum (siehe auch die Beschreibung der Mittel im Teil III)

Brustbeschwerden vor und/oder während der Menses	
● Empfindlichkeit der Brust, ev. Ausbildung von Knoten oder Verhärtung schon vorhandener Knoten, Beschwerden vor und/oder während der Blutung, schlechter durch Erschütterung und Kälte	**Phytolacca**
● bei sensiblen, überängstlichen, kreislaufschwachen, mageren Frauen, bei denen vor der Menses die Tränen locker sitzen; meist stechende Schmerzen	**Phosphor**
● Brustspannen vor und Besserung während der Menses, wobei die Stimmung während der Blutung eher besser wird; bei sanften, milden Frauen	**Pulsatilla**

Durchfall während der Menses	
● mit abwärtsdrängenden Bauchbeschwerden	**Viburnum**
● mit viel Rumoren und Gurgeln im Bauch, danach massive, wäßrige Stuhlentleerung	**Magnesium sulf.**
● meist schmerzlose, übelriechende Entleerungen, kombiniert mit Schwäche und Verlangen nach kühlen Getränken; besser in Ruhe	**Phosphor**
● große Übelkeit, schmerzhafte Auftreibung des Bauches, Bedürfnis, diesen abzudecken und Verlangen nach Ruhe	**Tabacum**
● erhebliche Schwäche, Bauchbeschwerden und kalter Schweiß	**Veratrum**

Harndrang vermehrt	
● mit den oben beschriebenen Bauchbeschwerden	**Viburnum**

Hautausschlag, Nesselsucht	
● juckender, fleckiger Ausschlag, oft in Zusammenhang mit Erkältung	**Dulcamara**

• weniger stark gerötete Ausschläge, ev. leicht erhaben, hitzend, juckend oder beißend	**Apis**
Herzklopfen • mit allgemeiner Erregung und Nervosität, ev. mit Zusammenschnüren am Herzen und in der Brust; Atemnot (siehe oben)	**Cactus**
Kollapsneigung • mit Schwindel, Gleichgültigkeit und Gefühl geistiger wie körperlicher Schwäche	**Acidum phos.**
• bei eher schlaffen, übergewichtigen Frauen mit Tendenz zu Atembeschwerden bei geringer Anstrengung	**Ammonium muriat.**
• starke, plötzliche Schwäche, ev. mit kaltem Schweiß	**Veratrum**
Kopfschmerzen und/oder Schwindel • drückendes Kopfweh bei frischlufthungrigen Frauen mit Neigung zu Venenleiden	**Pulsatilla**
• ausgeprägte Schwäche bei allgemeiner Neigung zu Kreislaufproblemen, stärker durch Blutverlust	**Acidum phos.**
• ähnlich Acidum phos., aber nicht so starke Schwäche, ev. pulsierende Kopfschmerzen, wechselndes Fröstel- und Hitzegefühl	**Ferrum phos.**
• klopfende Kopfschmerzen mit starker Blutung, bei eher robusten, aktiven Frauen	**Belladonna**
• Kreislaufschwäche, Kopfschmerzen im Hinterkopf, die in die Stirn ausstrahlen und/oder Stirndruck, der bis auf die Augen reicht. Bei nervösen, unruhigen Typen	**Gelsemium**
Übelkeit während der Menses • Hauptmittel, wenn die Begleitbeschwerden zutreffen	**Viburnum, Pulsatilla**
• Übelkeit im Zusammentreffen mit einer starken Regelblutung, ev. Erbrechen, Bauchschmerzen und Durchfall	**Ipecacuanha**
• bei robusten, dynamischen Frauen mit leicht männlichen Zügen, die gerne Kaffee und Zigaretten konsumieren; ev. kombiniert mit krampfartigen Magen- oder Bauchbeschwerden, Erbrechen oder Kreislaufproblemen	**Nux vomica**
• ähnlich Nux vomica, aber eher dumpfe oder stechende Schmerzen, die in Ruhe am erträglichsten sind. Neigung zu trockenen Schleimhäuten mit großem Durst, bei reizbaren Frauen, die im Krankheitsfall allein und in Ruhe gelassen werden wollen	**Bryonia**

Mundhöhle, Zahnfleisch, Lippen

Akute Entzündung ohne ersichtliche Ursache	des Mundes, am Zahnfleisch und/oder Gaumen mit Wundsein, rohem Gefühl und Schmerzen durch Berührung mit Flüssigkeiten oder Speisen, ev. auch Schmerzen beim Schlucken, mit rissigen, rohen oder angeschwollenen Lippen, dabei das Bedürfnis, daran zu zupfen	**Arum triphyllum**
	vor allem der Zunge mit Schwellung und heftigem Brennen, nur wenig gerötet, Verlangen nach Kühle ohne Durst	**Apis**
Durch Verbrennung	siehe oben	**Apis**
	nach Verätzung, mit intensivem Brennen und feuerroter Schleimhaut, viel Durst auf kühle Getränke	**Cantharis**
Zahnfleischbluten	durch leichte Berührung ● mit brennenden Schmerzen und Verlangen nach kühlen Anwendungen	**Phosphor**
	● durch Verletzung mit Gegenständen (Zahnstochern etc.), mit Schmerzen und Wundheitsgefühl	**Arnika**
Aphten	sind etwa stecknadelkopfgroße, erhabene, gelblich-weiße Flecken mit roten Rändern. Sie treten auf der Mund- oder Zungenschleimhaut auf und schmerzen ● mehr oder weniger brennende Schmerzen und ev. Schwellung der Schleimhaut ● mit vermehrtem Speichelfluß, üblem Mundgeruch und/oder Zahnfleischproblemen	**Arum triphyllum** **Mercurius solub.**
Schmerzen und Blutung	durch versehentliches Hineinbeissen in Wange oder Zunge	**Ignatia**
Fieberblasen an den Lippen	Bläschen in Gruppen, schmerzlos oder mit brennenden Schmerzen, mit oder ohne Zusammenhang zu fieberhaften Erkrankungen ● bei Menschen, bei denen fieberhafte Infekte leicht mit Kopfschmerzen einhergehen; eher für verschlossene, grüblerische Typen, die auch gut allein sein können	**Natrium muriat.**
	● für offene, dynamische, sensible und ev. ängstliche Menschen, bei denen Akutkrankheiten ziemlich fulminant verlaufen	**Phosphor**
	● bei verspannten, hektischen und unruhigen Typen, die empfindlich gegen Luftzug und Kälte sind; beginnende Grippe mit Gliederschmerzen	**Rhus tox.**

Nase und Nasenbluten

Als erste Maßnahme sind kalte Umschläge im Genick und Hinlegen sowie die Gabe des passenden Mittels hilfreich.

Nasenbluten ohne ersichtliche Ursache	bei Menschen, die leicht rot werden oder zu Kreislaufbeschwerden neigen	**Ferrum phos.**
	bei sensiblen, ängstlichen oder schwachen Personen, die leicht zu „blauen Flecken" neigen	**Phosphor**
Nasenbluten nach Ursachen	infolge eines Schlages oder Anstoßens, ev. mit Blaufärbung der Nase	**Arnika**
	☺ **Der Globi empfiehlt:** Wegen der Gefahr eines Bruchs des Nasenbeines sollten derartige Verletzungen immer ärztlich versorgt werden!	
	infolge körperlicher Überanstrengung ● bei eher vollblütigen, kräftigen Personen ● bei eher drahtigen, hektischen und bewegungshungrigen Menschen, die zu Gelenkschwäche, Verspannungen oder Muskelkater neigen	**Arnika** **Rhus tox.**
	infolge Schneuzen, mit oder ohne Schnupfen ● bei eher robusten Männern, ev. mitverursacht durch Überanstrengung oder beim Sport ● bei eher robusten, dynamischen Frauen ● bei eher milden, nachgiebigen, verfrorenen Frauen mit Neigung zu Venenschwäche ● bei eher kreislaufschwachen, blassen, verfrorenen Menschen ● bei sensiblen, ängstlichen oder schwachen Personen, ev. durch Überanstrengung	**Arnika** **Lachesis** **Pulsatilla** **Acidum phos.** **Phosphor**
	durch Husten ● im Rahmen eines krampfhaften, heftigen Hustens, mit und ohne Fieber	**Drosera**
	infolge Waschen des Gesichtes	**Arnika**
	infolge Kälte, Durchnässung und Anstrengung, ev. mit Frösteln und Ausbruch einer fieberhaften Erkrankung ● bei an sich robusten, vollblütigen Menschen	**Arnika**

	● bei eher drahtigen, hektischen und bewegungshungrigen Menschen, die zu Gelenkschwäche oder Muskelkater neigen	**Rhus tox.**
	● bei Neigung zu Hals-, Nasen-, Ohren-, Brust- oder Gelenkbeschwerden infolge Nässe oder Kälte	**Dulcamara**
	● bei eher sensiblen, ängstlichen oder erregbaren Personen, ev. durch Überanstrengung	**Phosphor**
Schmerzhafte Bläschen in der Nase	mit Brennen und/oder Wundheitsgefühl in der Nase	**Arum triphyllum**
	mit brennenden Schmerzen und Empfindlichkeit gegen Luftzug oder Kälte	**Arsenicum album**
	mit brennenden Schmerzen, aber besser durch kühle Umschläge und Empfindlichkeit gegen Wärme, ev. kombiniert mit Fieberblasen an den Lippen	**Natrium muriat.**
	mit stechenden oder brennenden Schmerzen, ev. leichter Schwellung und Verlangen nach Kühle	**Apis**
Schwellung und Rötung an der Nase, außen	mit oder ohne Schmerzen, ohne ersichtliche Ursache oder zum Beispiel durch einen Insektenstich	
	● eher diffuse Rötung und leichtes Hitzegefühl	**Rhus tox.**
	● eher lokalisierte Rötung, mit Hitzegefühl und Verlangen nach kühlen Umschlägen	**Ledum**
	● mit Hitzegefühl und stärker werdender Schwellung, beginnende Eiterung	**Myristica**
	☹ **Der Globi warnt:** Schwellungen oder Entzündungen an der Nase können sich rasch ausbreiten und müssen wegen der Gefahr einer Gesichtsphlegmone immer ärztlich behandelt werden!	

Entzündliche Prozesse, beginnende Eiterungen siehe auch Kapitel „Haut, Eiterungen"

Nervöse Beschwerden
Aufregung, Kummer, Ärger, Schreck

Hier hat die Homöopathie Mittel, die nicht abhängig oder müde machen und die Konzentration nicht negativ beeinflussen.

> ☺ **Der Globi empfiehlt:** Gleich im Akutfall verabreichte homöopathische Mittel bewahren oft vor späteren Problemen, die manchmal erst nach Tagen zum Ausbruch kommen können.

Beschwerden		erstes Mittel
Beschwerden infolge Erwartungsspannung, Prüfungsangst, „Lampenfieber"	Unruhe und Angst vor Prüfungen oder Auftritt von Künstlern, mit Herzklopfen, schweißigen Händen, Zittern; ev. Bauchbeschwerden und Bedürfnis nach einem raschen Gang auf das „stille Örtchen"	erstes Mittel Gelsemium
	● mit Seufzen oder dem Bedürfnis, tief Luft zu holen, schwachem Gefühl in der Herzgegend, Jammern, „hysterischem" Benehmen und schnellem Wechsel der Stimmung, meist bei Frauen	Ignatia
	● ebenso eher bei Frauen, die an sich schüchtern sind, auf Belastungen mit Tränen oder Rückzug reagieren. Meist kalte, ev. schweißige Hände und Füße, Verlangen nach Frischluft	Pulsatilla
	● Angst, allein gelassen zu werden, sehr empfindlich und widersprüchlich, ev. kombiniert mit Verdauungsbeschwerden, Aufstoßen, Blähungen und einem Tagestief am späten Nachmittag, bei übergenauen Menschen, die zu hohe Anforderungen an sich und andere stellen	Lycopodium
	● mit dem Gefühl geistiger Schwäche und Leere, Schwierigkeiten, die Gedanken zu sammeln, Folge von „Überlernen", bei kreislaufschwachen, blassen Menschen, denen im Extremfall alles egal wird	Acidum phos.
	● bei an sich sensiblen, eher übervorsichtigen oder ängstlichen Menschen, schlechter beim Alleinsein, besser durch Gesellschaft, Zuspruch oder Essen	Phosphor
	● Kreislaufschwäche oder Kollaps infolge Aufregung und Schreck, mit Stirnschweiß, totenblassem Gesicht und schwachem, schnellem Puls	Veratrum
	● Durchfall und Kreislaufschwäche als Hauptsymptom, mit Gefühl eisiger Kälte und Totenblässe, Angst kombiniert mit Herzbeklemmung, ev. schlaflos durch Nervenüberlastung	Camphora
	● vorwiegend unerträgliches Gefühl von innerer Unruhe und Rastlosigkeit, kurzfristig erleichtert durch Auf-und-	Arsenicum album

	ab-Gehen, dabei unangemessene Reaktionen und Reizbarkeit, bei übergenauen Menschen, die an sich fröstelig und wärmeverlangend sind	
Nervöse Störungen infolge Schreck oder Schock	Hier sind grundsätzlich alle Mittel angezeigt, die unter Prüfungsangst oder „Lampenfieber" angeführt sind. Als allererste Anfangsmittel bei hochbrisanten Ereignissen (z. B. Explosionen) kommen Aconitum und Opium in Frage	
	● große Unruhe, Zittern, Herzklopfen, Hitzegefühl und ev. unwillkürlicher Stuhlabgang, oder wenn nur der Schreck in den Gliedern sitzt, ohne körperliche Beschwerden	**Aconitum**
	● Schweißausbruch, Unruhe, Zittern, Angst, aber wie „weggetreten", wie gelähmt und irgendwie teilnahmslos, ev. mit unwillkürlichem Stuhl oder Harn	**Opium**
Körperliche Beschwerden infolge Schreck, Aufregung oder Ärger	unwillkürlicher Stuhlabgang	**Opium, Aconitum**
	Kopfweh nach Schreck, eher bei Frauen	**Ignatia, Pulsatilla**
	Kopfweh, eher bei Männern	**Nux vomica, Phosphor**
	Frösteln oder Frieren	**Gelsemium, Pulsatilla**
	Magenschmerz	**Ignatia Nux vomica**
Nervöse Störungen infolge Unverträglichkeit oder Übergenuß von Kaffee	mit großer Unruhe und Anspannung, die einen nicht zur Ruhe kommen läßt, Reizbarkeit, dumpfes Gefühl im Magen, Herzklopfen und ev. Kopfdruck	**Chamomilla**
	mit Magendruck, Gefühl, einen Kloß im Hals zu haben, Verlangen, tief zu atmen oder zu seufzen, große Unruhe und Schwächegefühl, meist bei Frauen	**Ignatia**
Nervöse Störungen infolge Kummer und Kränkung oder Gefühlserregung	z. B. durch die Nachricht von einem Todesfall, in Lebenskrisen oder bei akutem Liebeskummer, im Extremfall so betroffen, daß sogar erleichterndes Weinen nicht möglich ist	
	Eher bei Frauen	
	● bei sensiblen Typen, mit Seufzen, Jammern, „hysterischen" Beschwerden, Gefühl, einen Kloß im Hals bzw. einen zusammengeschnürten Hals zu haben, Magendruck, Übelkeit oder Brechwürgen, Trost wird nicht unbedingt gewünscht	**Ignatia**

● bei an sich milden und nachgiebigen Frauen, wo die Tränen schnell fließen, besser durch Trost	**Pulsatilla**
● bei eher dynamischen Frauen; Kränkung infolge Eifersucht oder Partnerproblemen, mit dem Gefühl, einen Kloß im Hals zu haben, muß die Kleider öffnen und sich Luft machen, auch durch reichlichen Redefluß	**Lachesis**

Eher bei Männern

● Kränkung mit dem Gefühl von Ärger und unterschwelligem Zorn, wird reizbar und neigt dabei zu Magenbeschwerden, Kreislaufproblemen und Frösteln, greift gern zu Genußmitteln als Trost	**Nux vomica**

Unabhängig vom Geschlecht

● mit großer innerer Verletztheit und Neigung zu Verbitterung, fühlt sich innerlich von allen verlassen, trotzdem Abneigung gegen Trost oder Zuspruch, will mit sich selbst fertig werden und sucht das Alleinsein	**Natrium muriat.**
● mit dem Gefühl geistiger und körperlicher Schwäche, Leere im Kopf und Kreislaufbeschwerden, muß sich hinlegen	**Acidum phos.**
● Kummer wird in gewisser Weise als Ungerechtigkeit oder Verletzung der eigenen Persönlichkeit empfunden, dabei Beklemmung in der Brust und Schwächegefühl, ev. Stimmprobleme, Heiserkeit oder unwillkürlicher Harnabgang	**Causticum**
● große Unruhe und innere Verkrampfung, ev. mit Bauchkrämpfen oder Brechwürgen und dem Drang, sich zusammenzukrümmen, mehr Ärger oder Wut als Kummer	**Colocynthis**
● Schwindel, Übelkeit und Kreislaufprobleme infolge von Kummer, fühlt sich machtlos und schwach	**Cocculus**
● Schlaflosigkeit, Unruhe und „Nicht abschalten können" infolge Kränkung	**Ignatia, Natrium muriat., Lachesis**

Ohrenbeschwerden

Ohren schmerzen infolge Kälte oder Erkältung	mit oder ohne allgemeinen Beschwerden wie Schnupfen, Frösteln oder Fieber, meist schlechter abends oder nachts	
	Eher bei Frauen oder Mädchen	
	● Ohr rot und heiß mit großer Schmerzempfindlichkeit, anfallsweise Schmerzen, Weinen und Klagen, empfindlich gegen ziemlich alle äußeren Einwirkungen wie Wärme, Umschläge oder Druck; manchmal besser durch Wärme, aber Abneigung gegen Zimmerwärme, Verlangen nach Frischluft und Trost	**Pulsatilla**
	● oft in Verbindung mit Schnupfen oder Halsweh, schlechter beim Gehen, große Empfindlichkeit gegen Berührung oder Zugluft, aber besser durch Daraufliegen, Wärme oder Hineinbohren mit dem Finger	**Lachesis**
	Unabhängig vom Geschlecht	
	● heftige, rasende, überraschend hereinbrechende Schmerzen, auch in der Nacht aus dem Schlaf heraus, die plötzlich kommen und vergehen können, besser durch Wärme	**Belladonna**
	● Schmerz und Röte des Ohres oder Gesichtes auf der betroffenen Seite, große Unruhe und Überempfindlichkeit gegen Schmerz, ähnlich Pulsatilla, aber zornige, reizbare Stimmung, eher Abneigung gegen warme Umschläge	**Chamomilla**
	● anfallsweise Schmerzen mit Pulsieren oder Geräuschen im Ohr, mit wechselnder Blässe oder Röte des Gesichtes, oft durch nasses Wetter verursacht	**Ferrum phos.**
	● Schmerzen eher rechts, oft mit Schnupfen kombiniert, schlechter beim Schneuzen oder Schlucken	**Lycopodium**
	● stechende oder drückende Schmerzen, durch Erkältung oder Naßwerden, oft links, warme Umschläge am Ohr bessern nicht immer, aber allgemeines Verlangen nach Wärme	**Dulcamara**
	● mit Schnupfen, Halsweh oder am Beginn einer Grippe, schlechter beim Kauen oder Schlucken, mit großer Unruhe	**Apis**
	● „nervöse", anfallsweise, heftige Ohrenschmerzen, ev. mit Gesichtsschmerzen, besser durch Wärme oder Druck, schlechter durch Drehen des Kopfes, bei überempfindlichen, sensiblen Personen	**Magnesium phos.**
Ohrenschmerzen durch Zugluft	meist mit beginnendem Schnupfen und allgemeinem Frösteln	
	● meist rechts beginnende Schmerzen mit Empfindlichkeit gegen kalte Luft oder Zugluft, schlechter beim Schneuzen	**Lycopodium**

95

	● eher links beginnend und schlechter nachts, empfindlich gegen Berührung, besser durch Wärme und Einwickeln, oft kombiniert mit Halsweh	**Lachesis**
	● bei sehr grantigen, reizbaren Erwachsenen oder Kindern, wobei Wärme und Zuspruch bessert und Bücken verschlechtert	**Chamomilla**
Ohrenschmerzen nach Baden oder Tauchen	Schmerzen bohrend, stechend oder wie ein Pflock, schlechter durch Schneuzen, Reden oder Lärm, ev. ausstrahlend zum Hals, den Zähnen oder die Umgebung, mit Unruhe und Jammern, aber großer Angst vor dem Arzt	**Spigelia**
Ohrenschmerzen, die nachts beginnen	bei Schnupfen oder ohne ersichtliche Ursache, Schmerzen, die aus dem Schlaf wecken und meist vehement einsetzen, ev. mit Frösteln, Hitze und Röte des Kopfes	**Belladonna**
	bei sensiblen, überempfindlichen Mädchen oder Frauen, wobei Wärme eher abgelehnt wird und manchmal kühle Umschläge bessern	**Pulsatilla**
	ähnlich Pulsatilla, bei blassen, blutarmen Patienten, mit klopfenden Schmerzen, Besserung durch kühle Umschläge	**Ferrum phos.**
	reizbare und ungeduldige Patienten, mit Überempfindlichkeit gegen Schmerzen, Wärme bessert	**Chamomilla**
	infolge Luftzug, Erkältung oder Überanstrengung, besser durch Wärme; Bedürfnis nach Bewegung und Ablenkung	**Rhus tox.**
Schmerzen nach Entfernung eines Fremdkörpers oder von Ohrschmalz aus dem Gehörgang	☺ **Der Globi empfiehlt:** Versuchen Sie nie, mit irgendwelchen Gegenständen Fremdkörper aus dem Gehörgang zu entfernen. Ohrschmalz sollte nicht mit Wattestäbchen, sondern nur durch Ohrspülung beim Arzt entfernt werden.	
	überraschendes Auftreten von Beschwerden im Ohr nach Fremdkörperentfernung, mit Überempfindlichkeit des Gehörs und großer Empfindlichkeit gegen kalte Luft	**Calendula**
	Schmerzen im Gehörgang, bei an sich überempfindlichen, nervösen Personen, die Angst vor Injektionen und Operationen haben	**Spigelia**

⊗ **Der Globi warnt:** Ohrenbeschwerden sollten nur im Akutfall, bis zum Erreichen ärztlicher Hilfe, in Eigenregie behandelt werden! Auch beim Nachlassen der Beschwerden ist ein ärztlicher Blick ins Ohr erforderlich.

96

Reise- oder Seekrankheit, Flugangst

Mehr oder weniger große Übelkeit bis hin zu Totenübelkeit und Erbrechen, Speichelfluß, Schwindel, Sehstörungen und Kopfdruck

> ☺ **Der Globi empfiehlt:** Hartnäckige Fälle von Reisekrankheit lassen sich nur durch die Gabe des entsprechenden konstitutionellen Mittels verbessern, das der Arzt erst nach genauer Kenntnis des Patienten verschreiben kann (siehe Seite 25).

Reise- und Seekrankheit	vor allem mit Übelkeit und Schwindel, Ekel beim Anblick von Speisen, Leeregefühl in inneren Organen; Schwäche, kann den Kopf nicht aufrecht halten, empfindlich gegen schlechte Luft oder Tabakrauch, aber nicht unbedingt Verlangen nach Frischluft, sondern eher nach Zimmerwärme, Ruhe oder Liegen	Cocculus
	Totenübelkeit wie nach der ersten Zigarette, Schwindel beim Aufstehen oder beim Öffnen der Augen, hält die Augen lieber geschlossen oder möchte nach vorne einen Punkt fixieren, ev. schwacher, unregelmäßiger Puls, ev. plötzlicher Stuhldrang, sehr geschwächt, besser in der frischen Luft oder Abdecken des Bauches	Tabacum
	Übelkeit durch schlechte Luft, Tabakrauch oder Zimmerwärme, großes Frischluftverlangen, eher bei kreislauflabilen, sensiblen Frauen	Pulsatilla
	eher bei Männern, die gern oder zu gern verschiedenen Genußmitteln zusprechen, große Übelkeit, Brechreiz oder Erbrechen bei hektischen, unruhigen oder reizbaren Typen	Nux vomica
	ev. mit Kopfschmerzen, Speichelfluß, saurem Erbrechen	Iris
	mit Atembeklemmung und großer Unruhe und Angst	Chloralum
	Totenblässe, Angst, Übelkeit und Frieren, mit Verlangen nach Wärme, Durst	Arsenicum album
Flugangst	mit Unruhe, innerem Zittern, Schwitzen an den Handflächen, ev. Bauchbeschwerden oder Durchfall	Gelsemium

Jetlag oder Beschwerden infolge Zeitumstellung siehe Kapitel „Urlaubsbedingte Beschwerden"

Rückenschmerzen, „Hexenschuß", „Ischias"

Für akute Rückenschmerzen gibt es eine Fülle von homöopathischen Mitteln, wobei in der Notfallapotheke nur ein kleiner Teil enthalten ist. Bei immer wiederkehrenden Beschwerden läßt sich eine dauerhafte Besserung oder Heilung nur durch die konstitutionelle Behandlung erreichen. Dazu ist die Gabe des exakt passenden Medikamentes unerläßlich sowie die Vermeidung von Überbelastung oder Fehlhaltung, die Sanierung von „Herden" und die chirotherapeutische Beseitigung von Blockierungen.

Wirbelsäulen-, Steißbein- oder Rücken- schmerzen nach Verletzung oder Sturz	unerträgliche, ziehende oder drückende Schmerzen mit Lahmheits- oder Zerschlagenheitsgefühl und Überempfindlichkeit gegen jede Berührung. Schlechter beim Gehen, bei jeder Lageveränderung oder bei Bewegung. Ev. ausstrahlend nach unten oder auch im Bereich der gesamten Wirbelsäule, ev. Übelkeit, Zittern und Frösteln	**erstes Mittel Hypericum**
	⊗ **Der Globi warnt:** Jeder Sturz auf den Rücken aus größerer Höhe bzw. mit massivem Aufprall erfordert zum Ausschluß innerer Verletzungen unbedingt ärztliche Begutachtung!	
Schmerzen im unteren Rücken ohne Ausstrahlung: „Hexenschuß"	infolge Heben, Verheben oder Verdrehen, z. B. nach Gartenarbeit	
	● mit plötzlichen, heftigen Schmerzen beim Heben, als ob das „Kreuz" abreißen würde, danach beim Aufrichten aus sitzender Haltung und Bücken sowie durch jede Bewegung schlechter, besser nur in Rückenlage; oft bei Personen, denen andererseits Sport oder Bewegung auch für die Wirbelsäule guttut	**Ruta**
	● Schmerzen, Verspannung und Steifheit, wobei sich alle Beschwerden durch sachte Bewegung verbessern, ebenso durch Wärme oder heißes Bad	**Rhus tox.**
	● oft morgens beim Aufstehen auftretend, nachdem am Vortag das „Kreuz" überlastet wurde, schlechter beim Aufrichten aus sitzender Haltung und Bücken, schlechter durch Blähungen, besser nach Abgang von Winden oder Harn, angenehmer durch Liegen auf etwas Hartem	**Lycopodium**
	● oft durch Drehbewegungen ausgelöst, wenn Ruhe als der bestmögliche Zustand empfunden wird und jede kleinste Bewegung verschlechtert	**Bryonia**
	● oft auch ausgelöst durch Überlastung, Streß oder sexuelle Exzesse, Gefühl von Verspannung, muß sich aufsetzen, um sich im Bett umdrehen zu können, besser durch Ruhe und Entspannung, eher bei Männern	**Nux vomica**

	infolge Kälte, Überanstrengung oder Durchnässung	
	● heftige, akute Schmerzen infolge Überlastung und Kälteeinwirkung, mit Zerschlagenheitsgefühl im ganzen Rücken und auch in den Extremitäten	**Arnika**
	● Beschwerden vor allem in der unteren Wirbelsäule, ausgelöst durch Abkühlung nach Erhitzung und Schwitzen; Menschen, die auch gegen kalte Getränke empfindlich mit Magenbeschwerden reagieren	**Bellis perennis**
	● blitzartig einschießende Schmerzen, besser durch Druck und Wärme	**Magnesium phos.**
	● bei großer Empfindlichkeit gegen Nässe, Kälte und Wetterwechsel, wobei Hautausschläge, Gelenkbeschwerden und Verdauungsprobleme auftreten können	**Dulcamara**
Schmerzen im unteren Rücken mit Ausstrahlung in die Beine, ein- oder beidseits: „Ischias"	infolge Verheben oder Sturz, mit Wundheits- oder Zerschlagenheitsgefühl, ev. Frösteln und Empfindlichkeit gegen jede Bewegung oder Lageveränderung	
	● mit Bluterguß an der Stelle des Aufpralls, großer Unruhe und Reizbarkeit, lehnt jede Hilfe ab und möchte am liebsten in Ruhe gelassen werden	**Arnika**
	● mit großer Empfindlichkeit gegen Berührung, scharfe, stechende oder schießende Schmerzen bis in den Fuß	**Hypericum**
	● Rückenschmerzen, als würde das „Kreuz" abbrechen, Besserung in Rückenlage; unruhige Patienten, die nicht ruhig liegen können, wobei Bewegung nicht immer bessert	**Ruta**
	infolge Kälteeinwirkung oder Durchnässung, besser durch Bewegung oder Verlangen nach Bewegung	
	● anfängliche Bewegung ist mühsam, wird aber durch leichte Bewegung oder Herumgehen besser, allgemeine Unruhe und Ungeduld, die Schmerzen lassen den Patienten nicht zur Ruhe kommen, Besserung durch feuchtwarme Umschläge oder Massieren	**Rhus tox.**
	● große Schmerzempfindlichkeit bei verfrorenen Menschen, die recht schwierige Patienten sind und mit ihrer Unruhe und Ungeduld der Umgebung auf die Nerven gehen. Schmerzen zwingen zur Bewegung, was aber meist nicht bessert, sehr empfindlich gegen Zugluft und Kälte, schlechter nachts	**Arsenicum album**
	● besser durch ein heißes Bad	**Chelidonium**
	infolge Kälteeinwirkung oder Durchnässung, schlechter durch Bewegung oder Verlangen nach Ruhe	
	● gleichmäßige Schmerzen, Reizbarkeit, Vermeidung jeder Bewegung, ev. mit Verdauungsstörung oder Verstopfung mit großem Durst	**Bryonia**
	● plötzlich einschießende, anfallsweise Schmerzen mit	**Colocynthis**

	Krampfgefühl in den Muskeln, zwingen zur Bewegung, die aber eher verschlechtert, besser durch Wärme und Ruhe	
	● meist linksseitige, ziehende oder krampfartige Schmerzen mit dem Gefühl, als wäre die Hüfte verdreht, der Schmerz geht meist bis in die Kniekehlen	**Iris**
	● herumziehende oder wandernde Schmerzen in den Muskeln, besser durch Wärme	**Magnesium sulf.**
Schmerzen der Halswirbelsäule: „steifes Genick"	infolge Zugluft oder kaltem Wind	
	● ziehende Schmerzen und Steifigkeit, empfindlich gegen Bewegung, allgemeine Kälteempfindlichkeit	**Calendula**
	● ziehende, „rheumatische" Schmerzen und Steifigkeit, wie schlecht gelegen, besser durch Bewegen, besser im Liegen oder durch Wärme	**Rhus tox.**
	● ziehende, bohrende, brennende Schmerzen, die zu den Schultern ausstrahlen können, besser in Rückenlage und durch Massieren, schlechter durch Bewegen, Gehen, Lachen und jede Erschütterung, ev. mit Frösteln und Verlangen nach Wärme	**Phosphor**
	als erstes Symptom bei Erkältung, Fieber und Grippe siehe unter „infolge Zugluft oder kaltem Wind", zusätzlich	
	● ohne Ursache, oder aber durch Kälteeinwirkung; Frösteln, ziehende oder pulsierende Schmerzen in der Halswirbelsäule, schlechter beim Drehen des Kopfes, ev. mit Gliederschmerzen	**Eupatorium perfol.**
	● ziehende Schmerzen, die sich hinauf über den ganzen Kopf erstrecken, ev. besser beim Vorbeugen des Kopfes und im Liegen, mit Frösteln und/oder Druck in der Stirn	**Gelsemium**
	● Schmerzen, die nach oben bis zum Scheitel ausstrahlen; der Schmerz nimmt den Atem weg, wird aber durch leichtes Bewegen besser, durch Liegen eher schlechter	**Pulsatilla**
	● infolge Kälte und Durchnässung, wie rheumatisch oder schlecht gelegen, ausstrahlend in den Hinterkopf, schlechter beim Drehen des Kopfes, mit allgemeinem Frösteln und ev. mit Gliederschmerzen	**Dulcamara**

Schnupfen

Als erstes Symptom einer Gesundheitsstörung bietet die homöopathische Sofortbe-handlung oft die Möglichkeit, ev. nachfolgende Krankheiten hintanzuhalten.

Schnupfen, vorwiegend mit Absonderung und Niesen, Fließschnupfen	oft ohne ersichtliche Ursache oder durch Erkältung; Schnupfen mit Schwellungsgefühl in der Nase, ev. Verstopfung und/oder wäßriger, scharfer Absonderung. Ev. leichter Druck in der Stirn, Verstopfungsgefühl in den Ohren und rauher Hals. Allgemein Frösteln, kalte Füße und Verlangen nach Wärme	**erstes Mittel Quillaya**
	● mit dem Gefühl einer beginnenden Grippe, meist nur durch Ansteckung, ohne Kälteeinwirkung	**Influenzinum**
	beginnender Schnupfen mit Trockenheitsgefühl oder Verstopfung der Nase, eingeatmete Luft wird kalt empfunden; zugleich Absonderung mit Frösteln, ev. Kreislaufschwäche	**Camphora**
	verursacht durch eisigen Wind, Schnupfen mit heftigem Frieren und plötzlichem Krankheitsbeginn	**Aconitum**
	scharfe, wundmachende Absonderung aus Nase und ev. aus Augen; Nervosität mit dem Verlangen, in der Nase zu bohren oder die Lippen zu zupfen. Ev. Absonderung mit gleichzeitiger Verstopfung der Nase, Heiserkeit und Halsweh	**Arum triphyllum**
	Schnupfen kombiniert mit Halsweh, Empfindlichkeit der Drüsen und Verlangen nach kühlen Getränken	**Phytolacca**
	Schnupfen durch Erkältung, Absonderung mit abwechselnder oder gleichzeitiger Verstopfung, nachts überwiegt die Verstopfung der Nase, schlechter im warmen Zimmer und besser in frischer Luft	**Nux vomica**
	mit überwiegender Beteiligung der Augen: Röte, Tränen und Brennen der Augen sowie Lichtempfindlichkeit und Verlangen nach kühlen Umschlägen	**Euphrasia**
	mit Kopfbeschwerden, Mattigkeit und Frösteln, oft ausgelöst durch Aufregungen oder Wetterwechsel	**Gelsemium**
	mit drückendem Kopfschmerz, Frösteln und Schwäche	**Vincetoxicum**

	mit reichlicher heißer, wundmachender Absonderung, Niesen und wundem Schmerz in den Nasenlöchern, Geruchsverlust und anschließend Gefühl des Verstopftseins mit der Tendenz, sich in die Brust auszudehnen	**Ammonium muriat.**
	mit dem Gefühl der Verstopfung der Kieferhöhlen, ein- oder beidseitige Gesichtsschmerzen, Dumpfheit im Kopf	**Verbascum**
Schnupfen, vorwiegend mit Verstopfung der Nase	Verlangen nach frischer Luft und Genußmitteln, schlechter nachts, tagsüber ev. Absonderung der Nase oder Abwechslung von Absonderung und Verstopfung	**Nux vomica**
	Verstopfung und Trockenheitsgefühl in der Nase, ev. Absonderung in den hinteren Nasenraum, Frösteln und Unruhe, ev. mit Kopf-, Augen- oder Ohrensymptomen	**Spigelia**
	Schnupfen mit Heiserkeit und Wundheitsgefühl im Hals, besser durch feuchtwarme Inhalationen und Bettwärme; ev. „rheumatische" Gliederschmerzen und Benommenheit	**Causticum**
	nicht so heftig, aber ähnlich wie bei Aconitum eintretende Symptome, Schnupfen mit oder auch ohne Absonderung, Völlegefühl im Kopf, das durch kühle Umschläge erleichtert wird, ev. mit Nasenbluten	**Ferrum phos.**
Schnupfen, mit abwechselnder Absonderung und Verstopfung	beim Auftreten von Frösteln mit nachfolgendem raschem Fieberanstieg, Röte und Hitze im Kopf, Gefühl von Trockenheit und Brennen in der Nase und im Hals	**Belladonna**
	Verschlechterung der Verstopfung in der Nacht, tagsüber besser, Verlangen nach Frischluft, eher bei Männern	**Nux vomica**
	durchwegs verstopfte Nase, ab und zu wenig Absonderung, ev. mit verklebten Augen und Empfindlichkeit gegen Zimmerluft	**Pulsatilla**
	ähnlich Pulsatilla, aber mehr Schwellungsgefühl und Brennen in der Nase; bei unruhigen, eher hitzigen Menschen	**Apis**
	überwiegend wäßrige, ev. brennende Absonderung, auch Tränenfluß mit zeitweiser Verstopfung der Nase	**Scilla**
	häufiges Niesen und ev. Nasenbluten oder wäßrig-blutige Absonderung, besser durch Waschen des Gesichtes mit kaltem Wasser; Gesicht blaß, dunkle Ringe um die Augen	**Phosphor**
	Siehe auch Kapitel „Erkältung, Fieber, Grippe"	

Schwindel

Plötzlich auftretend	mit Übelkeit und Schwäche, ohne besondere Ursache • zusammen mit den verschiedensten kreislaufbedingten Beschwerden, Zittern, Koordinationsstörung der Arme oder Beine, schlechter beim Aufsetzen vom Liegen, Leeregefühl im Kopf wie nach einer schlaflosen Nacht	**Cocculus**
	• ähnlich Cocculus, aber mit stärkerer Übekeit, kaltem Schweiß, ev. Bauchbeschwerden und/oder Durchfall, Herzklopfen und Besserung im Liegen; Augen schließen bessert	**Tabacum**
	• mit Magenbeschwerden, Folge geistiger Überanstrengung, Genußmittelüberkonsum oder Schlafdefizit	**Nux vomica**
Bei Reise- oder Seekrankheit	siehe oben und Kapitel „Reise- oder Seekrankheit"	**Cocculus, Tabacum**
	mit akuter Schwäche, kaltem Stirnschweiß, Verdauungsstörungen und großem Kältegefühl	**Veratrum**
Als Verschlimmerung einer chronischen Kreislauflabilität oder bei niedrigem Blutdruck	Leere im Kopf, allgemeine Schwäche, auch im Geistigen; Folge von Sorgen, Kränkung oder nach Säfteverlust (z. B. Durchfall, Menstruation etc.) • mit gleichgültiger, schweigsamer, depressiver Stimmungslage aufgrund vorwiegend geistiger Schwäche. Verlangen nach Änderung der Lage, schlimmer in Ruhe, Abneigung gegen kalte Getränke oder Kühle	**Acidum phos.**
	• ähnlich Acidum phos., aber eher ängstliche Verfassung mit Bedürfnis nach Trost und Zuspruch, wechselnde Stimmung. Besser in Ruhe, Durst auf kühle Getränke, besser durch Kühle und Abdecken	**Phosphor**
	• mit Beschwerden im Verdauungstrakt; Völle, Blähungen, weicher Stuhl; Frösteln, Schwindel und Ohrensausen, Überempfindlichkeit gegen alle äußeren Einflüsse	**China**
	• zusätzlich Schlafmangel oder Schlafstörungen • mit Kopfdruck in der Stirn oder im Hinterkopf, Nervosität, Folge von Aufregungen oder Erwartungsspannung vor Ereignissen, Schweregefühl in den Augen	**Cocculus Gelsemium**
Beim Hinunterschauen von Brücken etc.	mit Benommenheit, Unsicherheit der Beine und ev. Flimmern vor den Augen; Gefühl, als würde sich alles drehen; besser durch Ruhe und Liegen	**Natrium muriat.**
	siehe oben unter Gelsemium, Phosphor	

Sonnen- oder Gletscherbrand, Sonnenstich, „Sonnenallergie"

Sonnen- oder Gletscherbrand	Hauptsymptom Rötung und Brennen der Haut: entspricht etwa einer Verbrennung zweiten Grades mit Rötung und anschließender Bläschenbildung	
	● Hitze, Rötung und Brennen der Haut, Berührungsempfindlichkeit, Unruhe und allgemeine Fiebrigkeit	**Belladonna**
	● mit Brennen ähnlich Brennesseln, Hitzegefühl und Unruhe	**Urtica urens**
	● im Bereich der Augen mit Rötung, Brennen, Tränenfluß und Lichtempfindlichkeit	**Euphrasia**
	● heftiges Brennen, Blasenbildung, allgemeine Unruhe und Reizbarkeit	**Cantharis**
Sonnenstich	Hauptsymptom Kopfschmerzen, Benommenheit, Hautrötung	
	● Hitze, Rötung und Brennen der Haut, zusätzlich pulsierende Kopfschmerzen zum Bersten, Unruhe, Übelkeit und ev. Erbrechen	**Glonoinum**
	● ähnlich Glonoinum, aber Kälte der Extremitäten bei Hitze des Kopfes	**Belladonna**
	● pochende, heftige Kopfschmerzen mit eher blassem Gesicht und geringen Hautsymptomen, Übelkeit und Schwäche	**Natrium muriat.**
„Sonnenallergie"	Hauptsymptom juckender, punktförmiger oder flächiger Ausschlag auf der Brust	
	● mit starkem Hitzegefühl und Brennen, Unruhe und Nervosität, bei eher vollblütigen, dynamischen Menschen	**Aconitum**
	● bei eher blassen, sensiblen, ruhigen Menschen	**Natrium muriat.**
	● mit starkem Jucken, Kribbeln und Gefühl von Hitze mit Frösteln, ev. Kopfdruck oder Schwindel	**Rhus tox.**

Kollaps infolge Sonnenhitze siehe Kapitel „Kreislaufbeschwerden, Kollaps, Schlaganfall"
Kopfschmerzen durch Sonne siehe Kapitel „Kopfschmerzen"

Sportbedingte Beschwerden und Sportverletzungen

Allgemeine Schwäche infolge Überanstrengung	mit Gefühl von Erschöpfung und Zerschlagenheit, das besonders in den Muskeln und im Rücken lokalisiert ist, auch mit Kopfschmerzen; ev. infolge extremer Temperaturen, Flüssigkeitsverlust und Summation vieler Belastungsfaktoren (nach Laufen, Bergsteigen, extremer Belastung)	**erstes Mittel Arnika**
	ähnlich Arnika, aber Schwerpunkt im Bereich des Rückens und der Gelenke (besonders Hand-, Fußgelenke und Achillessehne)	**Ruta**
	in Verbindung mit Überdehnung und/oder Zerrung von Muskeln oder Sehnen, Rückenschmerzen durch gebückte Haltung	**Calendula**
	infolge wiederholter stumpfer Gewalteinwirkung, mit kleinen oberflächlichen Blutungen – im Gegensatz zu den großen Blutergüssen von Arnika, z. B. nach Boxen oder Judo. Besonders dann, wenn Überempfindlichkeit gegen Abkühlung oder kalte Getränke nach Überhitzung besteht	**Bellis perennis**
	Muskelkater mit ziehenden Schmerzen in den Muskeln, die sich nach anfänglicher Verschlechterung durch fortgesetzte Bewegung bessern; Empfindlichkeit gegen Kälte und Abkühlung nach Erhitztsein und/oder Schwitzen, Neigung zu Verspannungen mit ziehenden Schmerzen im Bereich des Rückens, der Gelenke und der Muskeln	**Rhus tox.**
	sportbedingte Kopfschmerzen – siehe Kapitel „Kopfschmerzen"	
Stumpfe Verletzung durch Schlag oder Stoß (Prellung)	Bluterguß als hervorstechendstes Symptom, mit Schmerzen und allgemeiner Zerschlagenheit, überproportionale Schmerzempfindlichkeit, Unruhe und Verschlechterung durch Bewegung, Verlangen nach kalten Umschlägen, reizbare, ablehnende Stimmung	**erstes Mittel Arnika**
	Prellung im Bereich der Gelenke oder an der Knochenhaut langer Röhrenknochen, mit oder ohne Bluterguß; stechende, brennende Schmerzen, besser durch Ruhe. Speziell an Handgelenken und Knöcheln	**Ruta**
	Prellung oder Verletzung im Bereich der Augen – siehe Kapitel „Augenprobleme"	

Muskelzerrung, Muskeleinriß	bei Zerrungen oder Teileinrissen von Muskeln entstehen brennende und/oder reißende Schmerzen in der betroffenen Region, die Stelle ist verhärtet und ev. bläulich verfärbt. Bei totalem Muskeleinriß kann das betroffene Glied nicht mehr bewegt werden. Bis zur ärztlichen Versorgung empfehlen sich kalte Umschläge mit Essigwasser oder essigsaurer Tonerde, zusätzlich innerlich folgende Mittel	
	● starke Schmerzen, Verhärtung und/oder Schwellung, ev. mit Bluterguß; allgemeine Reizbarkeit, Nervosität und Überempfindlichkeit, empfindlich gegen Kälte	**Calendula**
	● ähnlich Calendula, mit großer Empfindlichkeit der betroffenen Teile gegen Berührung, Druck und Bewegung	**Ruta**
	● mit größerer Schwellung und massivem Bluterguß, Zerschlagenheitsgefühl	**Arnika**
	● reißende oder brennende Schmerzen, als wären die Muskeln auseinandergerissen; allgemeine Unruhe und Bedürfnis nach Veränderung der Lage, was aber in diesem Fall nicht bessert	**Rhus tox.**
	☺ **Der Globi empfiehlt:** Stumpfe Verletzungen von Muskeln oder Zerrungen mit Bluterguß (z. B. am Oberschenkel oder Gesäß) können innerhalb von Stunden zu ausgedehnten inneren Blutergüssen führen. Diese können äußerst unangenehme Spätfolgen nach sich ziehen. Deshalb gleich, nicht erst nach einigen Tagen, zum Arzt gehen.	
Sehnenzerrung, Sehnenriß	unabhängig von der Lokalisation sollten diese ebenso wie Muskelzerrungen lokal mit kühlenden Umschlägen und durch Ruhigstellung versorgt werden. Totale Sehnenrisse sind leicht daran zu erkennen, daß das benachbarte Glied nicht mehr bewegt werden kann. Hier ist möglichst baldige ärztliche Hilfe unerläßlich.	
	● Schmerzen und Empfindlichkeit gegen jede Berührung, Bewegung und Druck, ev. mit Beteiligung des benachbarten Gelenks	**Ruta**
	● mit starken, stechenden Schmerzen und allgemeiner Unruhe und Reizbarkeit	**Calendula**
	Sehnenzerrung der Achillessehne ● infolge plötzlicher Verrenkung oder Überbeanspruchung oder bei Dauerbelastung, mit stechenden Schmerzen bei jedem Schritt, besser durch Ruhe und kühle Umschläge	**Ruta**
Verstauchungen und Zerrungen von Gelenken	sind wie Muskelzerrungen mit kühlen Umschlägen und durch Ruhigstellung zu versorgen	
	● ziehende, brennende und quälende Schmerzen im Ge-	**Ruta**

	lenk und/oder in der Umgebung des Gelenks, ev. mit Blauverfärbung und Lahmheitsgefühl, empfindlich gegen Bewegen, Druck und Auflegen auf eine Unterlage	
	● mit massivem Bluterguß	**Arnika**
	● mit extremer Empfindlichkeit gegen jede Bewegung, Besserung durch kalte Umschläge, Ruhe und Druck; reizbare und ärgerliche Stimmung	**Bryonia**
	● hauptsächlich Vorliegen von Schock mit großer Unruhe, Angst und großer Schmerzempfindlichkeit	**Aconitum**
	● bei geringgradiger Gewalteinwirkung und Beschwerden, die vorwiegend im Gelenk lokalisiert sind, auch nach Überanstrengung oder Überlastung (z. B. nach langer Wanderung oder Bergsteigen), mit Besserung in Ruhe	**Symphytum**
Verrenkung eines Gelenks (Luxation)	Bei der Verrenkung sind die Teile eines Gelenkes durch massive Gewalteinwirkung so verschoben, daß sie sich nicht mehr in ihrer ursprünglichen Lage befinden und dadurch das Gelenk nicht mehr funktioniert.	
	☹ **Der Globi warnt:** Nicht durch Herumprobieren versuchen, das Gelenk in die richtige Lage zu bringen; dies würde nur zu unnötigen Schmerzen führen. Bis zum Eintreffen ärztlicher Hilfe die betroffene Region ruhigstellen.	
	● mit großer Schmerzhaftigkeit, Empfindlichkeit gegen jede Bewegung und Berührung; allgemeine Überempfindlichkeit, Reizbarkeit und Unruhe, empfindlich gegen Kälte	**Ruta**
	● mit deutlichem Bluterguß, ähnlich Ruta, ev. mit Verletzungsschock	**Arnika**
	Schwellung eines Gelenkes – siehe Kapitel „Gelenkbeschwerden"	
Knochenbrüche	mit oder ohne Verletzung der Haut müssen bis zur ärztlichen Versorgung möglichst ruhiggestellt werden. Zusätzlich können Umschläge mit kaltem Wasser einer Anschwellung der betroffenen Region vorbeugen.	
	● bei erheblichem Bluterguß oder bei Blutung, mit starken Schmerzen und auch allgemeiner Beeinträchtigung des Patienten, der meist reizbar und ungeduldig reagiert	**Arnika**
	● Schmerzen am Knochen, weniger Blutung als bei Arnika	**Ruta**
	● Schmerzen entlang von Nervenbahnen, sehr berührungsempfindlich, bei sensiblen, eher nervösen Menschen	**Hypericum**
	zur Unterstützung der Knochenheilung im Gips empfiehlt sich eine Dosis von fünf Globuli täglich während ein bis	**Symphytum**

	zwei Wochen. Bei Auftreten von Nebenwirkungen (Unruhe, Hautjucken, leichten Magenbeschwerden) sofort absetzen	
	☺ **Der Globi empfiehlt:** Beim Auftreten von Beschwerden oder Schmerzen unter dem Gips den Arzt aufsuchen, wenn diese nicht innerhalb eines Tages vergehen!	
Muskelkrämpfe	schmerzhafte Krämpfe der Waden oder auch in anderen Muskeln in Zusammenhang mit Sport; während der Bewegung, in Ruhe oder auch nachts	**Cuprum**
Seitenstechen	im Bereich des Oberbauches beim Laufen oder bei Anstrengung geht meistens auf eine schlechte Atemtechnik zurück (Brustatmung, bei der die Schultern nach oben gezogen werden, statt der gesunden Zwerchfellatmung, bei der das Luftvolumen in Richtung Bauch eingeatmet wird) • mit Gefühl von Überanstrengung und Zerschlagenheit • bevorzugt im rechten Oberbauch, bei Personen, die wenig schwitzen und empfindlich gegen Hitze sind • mit Besserung in Ruhe und durch Druck Schluckauf siehe Kapitel „Magenbeschwerden, Sodbrennen, Schluckauf"	**Arnika** **Lycopodium** **Bryonia**
Startprobleme und Erwartungs-angst vor Wettkämpfen	lassen sich mit homöopathischen Mitteln ohne das Risiko irgendeiner negativen Beeinträchtigung sehr gut beeinflussen. Hier konnte ich in meiner Praxis mit dem gezielten, zum individuellen Reaktionsmuster passenden Mittel schon einige „homöopathische Goldmedaillen" erringen. • Erwartungsspannung, die in der Arzneimittellehre beschrieben wird als „das Gefühl eines Feldherrn vor der Schlacht". Innere Unruhe, Zittrigkeit und/oder Schwitzen, ev. Stuhldrang oder Durchfall • Angst und Schwächegefühl, vor allem im Magen, großer Durst; empfindlich gegen alle äußeren Einflüsse • Kreislaufbeschwerden, Gefühl, total ausgelaugt zu sein, ev. mit Kopfdruck und Schweißausbrüchen • große Besorgtheit und Gefühl, weinen zu müssen, mit Kreislaufschwäche und Kälte der Extremitäten; kein Durst, Empfindlichkeit gegen Hitze	**Gelsemium** **Phosphor** **Acidum phos.** **Pulsatilla**

Siehe auch Kapitel „Gelenkbeschwerden", „Kreislaufbeschwerden, Kollaps", „Urlaubsbedingte Beschwerden", „Wunden, Blutungen, Verletzungen" sowie bei den jeweiligen Körperregionen

Übelkeit, Brechreiz, Erbrechen

Übelkeit kann als Symptom unterschiedlichster Krankheiten auftreten, so daß ohne ärztliche Diagnose eine Therapie nicht sinnvoll ist. Bis zum Erstellen der Diagnose kann aufgrund des Krankheitsbildes eine Soforthilfe mit dem passenden Mittel Linderung verschaffen.

Übelkeit als erstes Symptom einer Krankheit, ev. mit Frösteln	ohne ersichtliche Ursache, ev. durch verdorbene Speisen, mit wenig oder nicht belegter Zunge, Speichelfluß	Ipecacuanha
	ev. mit Zerschlagenheitsgefühl und Schwäche, großem Durst, bei beginnender Grippe	Eupatorium perfol.
	infolge von Streß, Genußmittelmißbrauch, Schlafmangel oder Exzessen	Nux vomica
	mit Schwindel, Kreislaufbeschwerden und dumpfem Kopfweh, vor allem im Hinterkopf; kann auch durch Schlafmangel ausgelöst werden	Cocculus, Tabacum
	infolge körperlicher Überanstrengung, ev. mit Kopfweh und Flimmern vor den Augen	Iris
	plötzliche Übelkeit, ohne ersichtliche Ursache	
	● mit Schwindel, abwechselnd Hitze und Blässe im Gesicht, Kopfdruck	Ferrum phos.
	● mit Schluckauf oder tödlichem Gefühl im Magen, Schwächegefühl	Cuprum
	● mit krampfartigen Bauchbeschwerden, Unruhe und dem Verlangen, sich hinzulegen und zusammenzukrümmen	Colocynthis

Übelkeit nach Überessen oder zu opulenten, fetten Speisen siehe Kapitel „Magenbeschwerden, Sodbrennen, Schluckauf"
Übelkeit durch Sonnenhitze siehe Kapitel „Sonnen- oder Gletscherbrand, Sonnenstich"
Übelkeit durch Auto-, Bus- oder Schiffahrt siehe Kapitel „Reise- oder Seekrankheit"
Übelkeit infolge Vergiftung durch verdorbene Lebensmittel oder andere Gifte siehe Kapitel „Vergiftungen, Lebensmittelvergiftungen oder -unverträglichkeiten"
Bauchschmerzen in Verbindung mit Übelkeit siehe Kapitel „Bauchschmerzen"

Überanstrengung als Krankheitsauslöser

Folgen allgemeiner Überanstrengung	ev. in Verbindung mit Erkältung oder Durchnässung, allgemeine Schwäche und Zerschlagenheitsgefühl, das nicht im Verhältnis zur Belastung steht, Rückenschmerzen, Kopfweh und Frösteln	Arnika
	oft in der folgenden Kombination: Überanstrengung, Schwitzen und danach Abkühlung, was zum Ausbruch von Beschwerden führt. Muskelkater, Muskelverspannung, Steifheit oder Muskelkrämpfe. Verlangen nach einem heißen Bad und milder Bewegung	Rhus tox.
	Steifheit und Schmerzen vorwiegend in den Gelenken, Rückenschmerzen oder Kopfweh, großes Verlangen nach Ruhe, und der Patient will allein sein	Bryonia
	Kreislaufbeschwerden mit abwechselnder Blässe und Röte im Gesicht, ev. klopfende Kopfschmerzen, die sich durch kühle Umschläge bessern	Ferrum phos.
Kopfschmerzen durch Überanstrengung	ev. in Verbindung mit Übergehen einer Mahlzeit, drückende Schmerzen, wie ein Gewicht auf dem Scheitel oder wie in einen Schraubstock gepreßt, dabei Kreislaufschwäche und Atembeklemmung	Cactus
	berstende Kopfschmerzen, durch jede Bewegung schlechter	Bryonia
	in Verbindung mit Sonnenbestrahlung oder Überhitzung, pulsierende bis berstende Schmerzen, ev. mit Übelkeit	Natrium muriat.
Schwindel und Kreislaufbeschwerden durch Überanstrengung	Schwäche, Schwindel, blasses Gesicht, ev. Ohrensausen und Schweißausbruch	China
	ähnlich China, bei mageren, blutarmen Menschen; Verlangen nach erfrischenden Getränken, Ruhe und Wärme	Acidum phos.

Rückenschmerzen durch Überanstrengung siehe Kapitel „Rückenschmerzen" und „Sportbedingte Beschwerden und Sportverletzungen"
Atemnot durch Überanstrengung siehe Kapitel „Atemnot"

Urlaubsbedingte Beschwerden

„Reisefieber"	innere Unruhe oder Angst, Magenkribbeln oder Schlafstörungen	Gelsemium
Zeitumstellung	Beschwerden infolge von Schlafmangel, Zeitumstellung, Jetlag ● bei Übelkeit oder „Kater"	erstes Mittel Cocculus Nux vomica
Klima- umstellung	bei heißem, trockenem Klima oder Sonnenhitze bei kaltem oder feuchtkaltem Klima	Natrium muriat. Dulcamara
Höhenkrankheit	Umstellung auf große Höhe bei Bergwanderungen, bei akutem Kräfteverfall mit Kältegefühl, Unruhe und Angst	Arsenicum album
Kostumstellung	leichte Verdauungsbeschwerden oder Stuhlprobleme stärkere Beschwerden siehe Kapitel „Bauchbeschwerden", „Bauchschmerzen", „Magenbeschwerden", „Übelkeit"	Okoubaka
Durchfall- erkrankungen	siehe Kapitel „Durchfall". Wenn Sie folgende Grundsätze betreffend Ernährung beachten, werden Sie in südlichen Ländern kaum ernsthafte Probleme bekommen: nichts Ungewaschenes, nichts Rohes essen, kein Brunnenwasser trinken, nicht verschiedene Obstsorten auf einmal, kein unreifes Obst, nicht Obst mit Wasser zusammen, nur kleine Mengen abgekochter Milch, keine mit Milch zubereiteten Speisen (Cremespeisen, Speiseeis), möglichst nichts Fettes, keine unbekannten Speisen vom Markt probieren, Speisen nie aufbewahren, nur Frisches essen. Vermeiden Sie Alkohol als inneres Universaldesinfektionsmittel!	

Übelkeit beim Auto-, Bus- oder Bootfahren bzw. im Flugzeug siehe Kapitel „Reise- und Seekrankheit"
Verletzungen siehe Kapitel „Sportbedingte Beschwerden, Sportverletzungen"
Sonnenbrand, Sonnenstich und „Sonnenallergie" siehe das entsprechende Kapitel
Insektenstiche und Tierbisse siehe das entsprechende Kapitel
Minimalapotheke für den Urlaub siehe Seite 176

Verbrennungen, Verätzungen, Erfrierungen, Stromunfall

Man unterscheidet drei Grade von Verbrennungen: 1. Grad – Rotfärbung der Haut;
2. Grad – Blasenbildung; 3. Grad – Zerstörung der Haut.
Die Gefährlichkeit von Verbrennungen hängt weniger vom Grad als von der Größe der
betroffenen Hautfläche ab. Mehr als die Hälfte an verbrannter Oberfläche ist bereits
lebensbedrohlich! Bis zur ärztlichen Versorgung möglichst nichts auf die Haut auftra-
gen. Die betroffene Hautoberfläche muß nach chirurgischen Grundsätzen versorgt werden. Bis dahin sind als Sofortmaßnahme zur Erleichterung der Beschwerden folgende
Mittel hilfreich:

Verbrennungen	ersten Grades, nur mit Rötung, dumpf brennendem Schmerz, wie verätzt	Causticum
	wenn die Haut aussieht, als wäre man in Brennesseln gefallen und wenn auch die Beschwerden ähnlich sind; eher bei großflächiger Verbrennung mit nur leichter Hitzeeinwirkung	Urtica urens
	starke Rötung, ohne oder mit beginnender Blasenbildung (2. Grad), mit Brennen und starker Unruhe	Rhus tox.
	intensives Brennen größerer Blasen, starke Unruhe und Gereiztheit	Cantharis
	☺ **Der Globi empfiehlt:** Die sofortige örtliche Anwendung von Essig, zu gleichen Teilen mit warmem Wasser verdünnt, schafft meist schnelle Linderung (am besten in Form von warmen Kompressen).	
Stromschlag, Elektrizitätsunfall	☹ **Der Globi warnt:** Beim Leisten von Erster Hilfe vor allem darauf achten, daß man als Helfer nicht selbst in den Stromkreis gerät. Nach dem Entfernen des Verunfallten aus dem Stromkreis bzw. Unterbrechen desselben sofort mit Erster Hilfe beginnen (ABC-Schema, Mund-zu-Mund-Beatmung, Herzmassage, siehe Seite 10 f.), gleichzeitig aber Notarzt oder Rettung anfordern!	
	Vorwiegend Angst, Unruhe und Totenblässe, große Schwäche, Atemnot und/oder drohender Kollaps, Verunfallter ist bei Bewußtsein – trotzdem Rettung anfordern wegen Herz-Kreislauf-Kontrolle!	Aconitum, Phosphor

	● mit kaltem Schweiß, besonders an der Stirn, Schwindel ● totenblasses Gesicht, Verlangen nach Frischluft und Abdecken trotz Frösteln	**Veratrum Carbo vegetabilis**
	drohende oder eingetretene Bewußtlosigkeit oder Benommenheit, Atemstillstand oder aussetzende, zeitweise schnarchende und/oder rasselnde Atmung, ev. Zustand von Scheintod, Blässe oder rotes Gesicht, bei offensichtlichen Schmerzen hat Patient offenbar kein Schmerzempfinden	**Opium**
	Gesicht ins Bläuliche verfärbt, Röte der Augen, Brust- oder Herzbeklemmung, Verlangen nach Entfernen der Kleider, Frischluft und Kühle, Unruhe und ev. auch bei Bewußtlosen der Zustand, daß diese reden oder murmeln	**Lachesis**
	mit heftigsten Herzschmerzen, die in den linken Arm ausstrahlen, Übelkeit, Eiseskälte der Haut und Frieren, Erstickungsanfälle, keuchende Atmung und schwacher Puls, alles schlechter durch die geringste Bewegung, Todesangst	**Latrodectus**
Verbrühungen	ähnlich wie bei Verbrennungen vorgehen, wobei gegen die Beschwerden am ehesten in Frage kommen	**Causticum, Cantharis**
Verätzungen	Verätzungen durch Chemikalien müssen in Abhängigkeit vom auslösenden Stoff möglichst schnell ärztlich versorgt werden. Die Sofortmaßnahmen beschränken sich auf Abspülen bzw. Verdünnen mit Wasser. Nicht mit Mehl, Salz oder anderen Stoffen experimentieren! Beim Verschlucken ätzender Substanzen nicht Erbrechen herbeiführen! ● zur Linderung der furchtbar brennenden Schmerzen der verätzten, ev. auch blasig aufgeworfenen Haut	**Cantharis**
Erfrierungen, Frostbeulen	bei Erfrierungen kommt es zur Verengung der Blutgefäße und zur allmählichen Unempfindlichkeit gegen die Kälte. Wichtig ist behutsames und langsames Erwärmen ● Gefühl von juckendem Beißen und Brennen, Rötung der Haut, Schmerzen bei der Wiederbelebung der befallenen Stellen mit schnellem Wechsel von Kälte- und Wärmeempfinden; verträgt trotz Kältegefühl keine Wärmeanwendung	**Camphora**
	● wie Camphora, aber massivere Schädigung des Gewebes, Stellen blau verfärbt; dabei Verlangen nach Wärme, gleichzeitig aber auch nach Frischluft	**Carbo vegetabilis**
	● bei starkem Brennen, großer allgemeiner Unruhe und Durst, bei kälteempfindlichen, unruhigen, übergenauen Menschen	**Arsenicum album**
	● mit allgemeiner Schwäche bei sensiblen, ängstlichen, überempfindlichen Menschen	**Phosphor**

Vergiftungen, Lebensmittelvergiftungen oder -unverträglichkeiten

> ☹ **Der Globi warnt:** Bei Vergiftung mit unbekannten Substanzen so vorgehen: Schwere Vergiftungen gehen oft mit *Bewußtlosigkeit* oder *Kollaps* einher. Hier ist keine Zeit zu verlieren, es darf nicht versucht werden, Erbrechen herbeizuführen. Bei *nicht bewußtlosen* Patienten sollte Erbrechen ausgelöst werden (außer bei Einnahme von ätzenden Substanzen oder schäumenden Mitteln).
> Auslösen von Erbrechen: Trinken von lauwarmem Salzwasser und Reizen des hinteren Rachens mit dem Finger.
> Die spezifische Behandlung von Vergiftungen richtet sich nach der Substanz und der Art, wie diese in den Körper gelangt ist. Unverzüglich Notarzt bzw. Krankenhaus kontaktieren! Giftige Substanz mit Verpackung, falls vorhanden, mitnehmen.
> **Giftnotzentren:**
> *Deutschland*
> Berlin: 030/19240   Freiburg: 0761/270 4361
> Bonn: 0228/287 3211, 287 3333   Göttingen 0551/19240
> Bremen: 0421/49701   München: 089/19240 oder 19242
> Erfurt: 0361/730730   Nürnberg: 0911/3982451
> Allmählich Umstellung auf die einheitliche Telefonnummer 19 240.
> *Österreich*   *Schweiz*
> Wien: 01/406 43 43   01/2515151, 01/2516666

Spritzmittel-vergiftung (Einatmen und/oder Verschlucken)	viele Spritzmittel erzeugen eine fulminant verlaufende Vergiftung mit Atemnot, Brechdurchfall, Totenübelkeit, Bauchkoliken, Muskelsteife, Sprechstörungen, Verwirrtheit, im fortgeschrittenen Stadium Atemlähmung. Bis zum Einsetzen einer spezifischen Therapie:	
	• Brechdurchfall oder nur Erbrechen, Totenübelkeit, unbändige Unruhe und/oder Angst, Frösteln, Frieren oder Schüttelfrost, große Schwäche, ev. Schmerzen im Magen, brennender Durst auf kalte, aber auch auf warme Getränke, die meist wieder erbrochen werden, Übelkeit schlechter beim Aufrichten im Bett. Dieses Symptombild ist auch bei zahlreichen anderen Vergiftungen (Pilze etc.) möglich	**Arsenicum album**
	• mit Atembeklemmung, Husten und Rasseln in der Brust, Totenübelkeit, häufiges saures oder bitteres Erbrechen, Blässe und Frieren	**Antimonium tartar.**

Lebensmittel-vergiftung (verdorbene Lebensmittel)	z. B. durch Fisch, Muscheln, Fleisch, Wurst, Speiseeis, Milchcremen, Konserven

Symptome: mehr oder weniger starke Übelkeit, Brechreiz, Speichelfluß, Erbrechen und/oder Durchfall, allgemeine und muskuläre Schwäche, blasses Gesicht, Schweißausbrüche

☹ **Der Globi warnt:** Zu beachten ist, daß manche verdorbene Speisen wie Mayonnaise, Milch- und Cremespeisen, Eis, Obst, Konserven oder Wurst durchaus unauffällig schmecken können!

• schwerstes Krankheitsbild – siehe „Spritzmittelvergiftung"	**Arsenicum album**
• bei Totenübelkeit und Schwäche, mit vorwiegend Erbrechen, krampfartigen Bauchbeschwerden und Brechwürgen, weniger oder keinem Durchfall, Verlangen nach Bettwärme und Ruhe, eher bei Männern	**Nux vomica**
• eher bei Frauen, mit dem Gefühl, einen Kloß im Hals zu haben, Hektik, Unverträglichkeit der Kleidung und Verlangen nach Frischluft	**Lachesis**
• ähnlich Arsenicum album, aber kalter Schweiß, vor allem auf der Stirn, große Schwäche und Übelkeit	**Veratrum**
• Sterbensübelkeit mit sauberer Zunge, schlechter durch geringste Bewegung, große Schwäche, ev. Beklemmung in der Brust oder Husten	**Ipecacuanha**

Obst, Speiseeis, Mayonnaise – siehe Kapitel „Magenbeschwerden, Sodbrennen, Schluckauf"

Vergiftung durch Spritzmittel an ungewaschenem Obst (z. B. Weintrauben) – siehe „Spritzmittelvergiftung"

Pilzvergiftung

• Schüttelfrost vorherrschend, Übelkeit und Erbrechen mit Todesangst	**Pyrogenium**

• siehe Spritzmittelvergiftung unter Arsenicum album

☹ **Der Globi warnt:** Bei Pilzvergiftungen, auch wenn sie nicht gleich ein schweres Krankheitsbild verursachen, unbedingt sofort ärztliche Hilfe holen, nicht durch Warten oder Experimentieren wertvolle Zeit verlieren!

Alkoholvergiftung durch Übergenuß von alkoholischen Getränken oder Durcheinandertrinken

	● Übelkeit, Schwäche und Frösteln mit Verlangen nach Ruhe; ev. durch Genußmittelüberkonsum (Zigaretten, Kaffee usw.); Schwindel und Verschlechterung beim Aufsetzen aus dem Liegen, blasses Gesicht, eher bei Männern	**Nux vomica**
	● eher bei Frauen, mit Lufthunger, Unruhe und Rededrang, empfindlich gegen den Druck der Bekleidung	**Lachesis**
	● Bewußtlosigkeit oder tiefe Benommenheit, vollkommene Gleichgültigkeit gegen äußere Reize oder euphorische Stimmung, dunkelrotes Gesicht, schnarchende oder röchelnde Atmung, ev. Schweiß im Gesicht	**Opium**
	Unverträglichkeiten – siehe Kapitel „Magenbeschwerden" und „Übelkeit"	
Vergiftung durch Einatmen giftiger Gase	Kohlenmonoxidvergiftung Kohlenmonoxid ist farb-, geruch- und geschmacklos, besitzt also keine Warnwirkung. Ursachen von Vergiftungen sind Automobilabgase in geschlossenen Garagen, schlecht ziehende Öfen oder Gasthermen. Symptome treten in Abhängigkeit von der Kohlenmonoxid-Konzentration in der Atemluft und abhängig von der Zeitdauer der Einwirkung auf: Sehstörungen, Kopfschmerz, Mattigkeit, Schwindel, Muskellähmung bis hin zur Bewußtlosigkeit. Sofortmaßnahmen: Möglichst schnell Zufuhr von frischer Luft, besser noch von hochkonzentriertem Sauerstoff	
	● knallrotes Gesicht, berstender Kopfschmerz und Hitzegefühl im Kopf, noch keine Bewußtlosigkeit	**Belladonna**
	● Bewußtlosigkeit, dunkelrotes Gesicht, schnarchende oder röchelnde Atmung, ev. Schweiß im Gesicht	**Opium**
	Reizgasvergiftung z. B. technische Lösemitteln, Ammoniak, Stickoxide, Chlorgas (z. B. in Schwimmbadchemikalien). Heimtückisches Krankheitsbild, teilweise mit anfänglichem Fehlen von Beschwerden, danach rapid eintretender, lebensbedrohlicher Krankheitszustand mit Erstickungssymptomen	
	● mit quälendem Reizhusten, Erstickungsanfällen und Atemnot, Tränenfluß, Niesen und Gefühl, alles sei verätzt	**Chloralum**
	⊗ **Der Globi warnt:** Bei Verdacht auf Einatmen von giftigen Gasen immer ärztliche Hilfe in Anspruch nehmen. Auch dann, wenn anfangs nur wenige Symptome auftreten!	

Wunden, Verletzungen, Blutungen

Neben der Desinfektion und ev. chirurgischen Versorgung von Wunden helfen homöopathische Mittel, Schmerzen zu lindern und die Wundheilung positiv zu beeinflußen.

Mit Blutverlust und allgemeinem Schwächegefühl, ev. Kollaps	☹ **Der Globi warnt:** Hier dürfen die allgemeinen Regeln der Ersten Hilfe (siehe S. 10 f.) nicht mißachtet werden: Absichern der Unfallstelle, stabile Seitenlagerung, Blutstillung, Alarmieren der Rettung, Verhindern von Auskühlung, Beruhigung des Verunfallten und Abtransport ins Krankenhaus! Verlieren Sie keine Zeit durch akribisches Versorgen minimaler Blutungen oder Verletzungen. Zusätzlich	
	bei an sich kräftigen, robusten Menschen, Gefühl von Zerschlagenheit und Schmerzempfinden, das in keinem Verhältnis zur Verletzung steht, dabei oft ablehnend gegen Hilfe, reizbar und unruhig	**Arnika**
	bei an sich eher sensiblen, nervösen, ängstlichen Typen, die im Akutfall mit großer Schwäche reagieren	**Phosphor**
	mit großer Angst, Unruhe oder Schock, Hitzegefühl und ev. rotem Gesicht, wenn die Angst vorherrschend und der wirkliche Blutverlust unerheblich ist	**Aconitum**
Mechanische Verletzungen der Haut	stumpfe Verletzung oder Abschürfung mit mäßigen Schmerzen, nur oberflächlichen, punktförmigen oder flächigen Blutungen, besser durch Ruhe und Wärme	**Bellis perennis**
	eingerissene oder ausgefranste Wunden mit Blutung, ev. schmerzhaft, schlechter durch Wärme oder Bewegung, kühle Umschläge bessern	**Calendula**
	größere oder tiefliegendere Blutergüsse mit Schmerzen, allgemeine Erschöpfung und Schwäche	**Arnika**
Verletzungen nach Ursachen und Hauptsymptomen	Blutung, Bluterguß, ev. mit Quetschung der Weichteile, die Knochenverletzungen oder Verstauchungen begleiten, wenig bis starke Schmerzen, Verlangen nach Ruhe	**Arnika**
	● Blutung mehr oberflächlich, ev. großflächig, ohne Blutaustritt bei Prellung oder Verstauchung	**Bellis perennis**
	● Rißquetschwunden oder Schürfwunden mit ausgefransten Rändern	**Calendula**

	Verstauchungen, mit Beteiligung der Gelenke oder der Knochenhaut	**Ruta**
	Verletzungen der Knochen, ev. auch Knochenbrüche, Gelenkschmerzen nach Prellung oder Zerrung	**Symphytum**
	Muskelzerrung und/oder Verletzung der Bänder, infolge Überanstrengung, Verlangen nach leichter Bewegung	**Rhus tox.**
	Verletzungen von Nerven, mit großer Schmerzhaftigkeit und Überempfindlichkeit gegen jede Berührung, z. B. eingequetschte Finger	**Hypericum**
	Stichwunden durch Nadeln oder Nägel, Splitterverletzungen, mit oder ohne Schmerzen, ev. mit Kältegefühl in der Wunde	**Ledum**
	• sehr schmerzhaft, mit Brennen und Schwellung	**Hypericum**
	• blasse Schwellung, Hitzegefühl wie ein Bienenstich	**Apis**
	Schnittwunden	
	• mit heftigen Schmerzen	**Hypericum**
	• mit gleichzeitigen Abschürfungen	**Calendula**
	• mit größerer Blutung oder Bluterguß	**Arnika**
	Bißwunden, je nach Aussehen und Beschwerden	
	• vorwiegend mit Blutung oder Quetschung	**Arnika**
	• heftige Schmerzen und Brennen	**Hypericum**
	• ausgefranste Wundränder, schmerzhaft, mit Blauverfärbung der Ränder	**Lachesis**
	Schüttelfrost im Zuge einer Verletzung, mit Unruhe, Angst und Schmerzen	**Pyrogenium**
Schuß- verletzungen	Wunden von Böllern oder Feuerwerkskörpern	
	• stark verunreinigte Brandwunden mit Brennen, Wundheitsgefühl und Verlangen nach kühlen Umschlägen	**Causticum**
	⊗ **Der Globi warnt:** Jede Schußverletzung unbedingt ärztlich versorgen lassen, da diese durch die Verunreinigung und Zerfransung des Gewebes keine gute Heilungstendenz haben. Im Verlauf der Wundheilung ist Calendula (ein- bis zweimal täglich eine Gabe, durch einige Tage hindurch) hilfreich.	

118

Zahnschmerz

☺ **Der Globi empfiehlt:** Auch nach Besserung der Schmerzen unbedingt den Zahnarzt aufsuchen!

Ohne ersichtlichen Grund	Schmerz verschiedenster Art, empfindlich gegen Berührung, ev. Vergrößerungsgefühl, ev. schlimmer beim Liegen auf der betroffenen Seite, ev. besser beim Daraufbeißen, Speichelfluß	**Hauptmittel Plantago major**
	ev. anfallsweise Schmerzen, auch im Gesicht oder ev. zum Ohr ausstrahlend, schlechter durch Wärme oder nachts, schlimmer durch Kauen, warme Speisen und Kaffee, überempfindlich gegen Schmerz, ev. schlecht gelaunt	**Chamomilla**
	„nervöser Zahnschmerz" oder Schmerz kariöser Zähne, ev. ausstrahlend zu den anderen Zähnen oder zum Kiefer, mit Empfindlichkeit gegen kaltes Wasser, besonders bei überempfindlichen Menschen, die übertriebene Angst vor Injektionen haben	**Spigelia**
	schlimmer durch Wärme, besser in frischer Luft, bei sensiblen, empfindlichen Personen	**Pulsatilla**
Nach Kälteeinwirkung	infolge kaltem, trockenem Wind oder in kalter Luft; heftig einsetzende Beschwerden mit Hitzegefühl und Röte des Kopfes bei allgemeinem Frösteln, Unruhe und große Empfindlichkeit gegen Schmerz	**Aconitum**
	auch durch leichte Kälteeinwirkung oder Zugluft. Große Reizbarkeit und Unruhe durch den Schmerz, ärgerliche Stimmung, Unruhe, ev. die betroffene Wange gerötet, der Zahn sehr empfindlich gegen Wärme	**Chamomilla**
	bei Personen, die allgemein empfindlich auf Kälte oder Luftzug reagieren, Wärme bessert allgemein und auch die Zahnschmerzen	**Rhus tox.**
Vermutlich entzündlich	Schmerzen pulsierend, klopfend oder brennend, Zahnfleisch rot und empfindlich, schlimmer durch Berührung oder Kauen, Hitze und/oder Röte des Gesichtes oder der Wange, mit Nervosität und Unruhe • in Folge von Kälteeinwirkung (siehe oben)	**Aconitum**

	• mit Vergrößerungsgefühl	**Belladonna**
	• mit Reizbarkeit und/oder Jammern	**Chamomilla**
	• pulsierende oder verschiedenartigste Schmerzen, ev. mit Speichelfluß, schlimmer nachts, ev. mit Zahnfleischentzündung, Zungenbelag und Mundgeruch	**Mercurius solub.**
Abgebrochener Zahn	Schmerz, ev. mit Taubheitsgefühl	**Arum triphyllum**
Schmerz nach Zahnbehandlung, Zähneziehen	mit großer allgemeiner Reizbarkeit, Empfindlichkeit und Unruhe, tobende, unerträgliche Schmerzen, durch nahezu alles verschlechtert, auch durch Wärme, Kälte, Kauen, ev. ausstrahlend zum Ohr oder Gesicht	**Chamomilla**
	mit oder ohne Blutung oder Schmerz, allgemeine Schwäche	**Arnika**
	„Nervenschmerz", ziehend, stechend, schlechter durch Bewegung, besser durch Liegen auf der betroffenen Seite und durch Ruhe	**Hypericum**

Teil III

Die homöopathischen Arzneien

1 Acidum phosphoricum

Das Arzneimittelbild des Acidum phosphoricum (Phosphorsäure) hat einige Parallelen zu Phosphor, mit dem es ja auch chemisch verwandt ist. Vorherrschend ist aber die bei allen Beschwerden auftretende Schwäche und Erschöpfung. Acidum phosphoricum paßt gut zu schlaksigen, aufgeschossenen, eher schwächlichen und sensiblen Menschen mit niedrigem Blutdruck, die rasch ermüden und dann deprimiert ihre Ziele aufgeben. Sie sind anfällig gegen Kreislaufbeschwerden, Verkühlungen, Rückenbeschwerden und Kopfweh. Eher stille, teilnahmslose, müde Menschen. Bei Kindern oder Jugendlichen mit zu schnellem Wachstum und geistiger oder körperlicher Überforderung.

Hauptwirkbereiche im Akutfall

Schwäche, Kreislaufbeschwerden, Schwindel – ev. mit Herzklopfen, Schweißausbruch und drückendem Kopfschmerz. Schwäche der Muskeln und in der Brust selbst beim Sprechen oder bei leichter körperlicher Tätigkeit. Dabei teilnahmslos, verwirrt oder schwer von Begriff, „steht daneben". Eventuell kombiniert mit Sodbrennen, Durchfall, Blähungen oder Verdauungsbeschwerden. Fröstelig, blasses Gesicht, dunkle Ringe um die Augen oder glasige Augen, Ohrensausen. Durst und Verlangen nach Limonade, kalter Milch, Erfrischendem oder Obst.

Nervöse Beschwerden – infolge Kränkung, Kummer, geistiger und/oder körperlicher Überlastung, wenn man dadurch „komplett fertig" ist, wie eine entleerte Batterie. Dabei Schwierigkeiten mit der Konzentration und Unfähigkeit, klar zu denken. Neben der allgemeinen Schwäche, die durch Ruhe oder Liegen besser wird, können Kopfweh, Durchfall oder unterschiedlichste andere körperliche Beschwerden auftreten (Rückenschmerzen, Verdauungsbeschwerden, Schwindel).

Kopfschmerzen – wie zusammengedrückt, dumpf, meist in der Stirn, mit Lichtempfindlichkeit, Ohrensausen, Kältegefühl des Gesichtes und allgemeinem Frösteln. Verursacht durch Konzentration oder geistige Überanstrengung, Anstrengung der Augen (Bildschirmarbeit), Säfteverlust, sexuelle Exzesse, Onanie, Kränkung oder Kummer. Bei schnell wachsenden Kindern oder Jugendlichen.

Durchfall – schmerzlos, mit viel Winden, auffallenderweise nicht besonders erschöpfend, verursacht durch saure Speisen oder Getränke, dabei aber Verlangen nach Limonade, kalter Milch, Erfrischendem oder Obst.

Erkältung, Grippe und Fieber – mit großer Müdigkeit und Schwäche (siehe oben), Schläfrigkeit, dumpfem Kopfschmerz, Knochenschmerzen, als ob diese abgekratzt würden, Heiserkeit und/oder trockenem Husten durch Kitzeln in den Luftwegen, Schwäche in der Brust, eventuell Herzklopfen oder unregelmäßigem Puls, teilnahmslos oder gereizt, verzweifelt und hoffnungslos. Fieber mit Frösteln und reichlichem Schweiß, besonders nachts. Ev. mit Beschwerden beim Urinieren.

Rückenschmerzen – infolge sitzender Tätigkeit, raschem Wachstum oder Überforderung. Bohrende Schmerzen zwischen den Schulterblättern oder auch weiter unten im Kreuz, besser in Ruhe oder im Liegen. Ev. auch Gefühl von „Einschlafen" und Kribbeln im Rücken und den Extremitäten. Leichte Bewegung bessert. Kreuzschmerzen nach dem Koitus.

Umknicken der Knöchel, Gelenkschwäche – Neigung zum Überstrecken der Gelenke, Schwächegefühl und häufiges Umknicken beim Laufen oder Gehen.

Halsschmerzen – Trockenheitsgefühl, auch der Lippen, Schluckbeschwerden, Zahnfleischbluten. Am Beginn einer Grippe (siehe oben).

Husten, Heiserkeit – infolge Überanstrengung, trockener Husten durch Kitzeln in der Brust. Schwächegefühl in der Brust und Druckgefühl hinter dem Brustbein mit erschwerter Atmung.

Herzklopfen – infolge Überanstrengung oder nervöser Anspannung, ev. mit unregelmäßigem, schwachem Puls. Oft kombiniert mit Kreislaufbeschwerden (siehe oben).

Ursachen für den Krankheitsbeginn: Kränkung, Sorgen, enttäuschte Liebe oder Kummer, körperliche Anstrengung, Konzentration oder geistige Überanstrengung, Verlust von Körpersäften (Blutung, Erbrechen, Samenabgang), sexuelle Exzesse, schnelles Wachstum bei Jugendlichen.

Allgemeines: geistige und körperliche Schwäche, dunkle Ringe um die Augen, blasses Gesicht, großes Schlafbedürfnis. Verlangen nach Ablenkung und Bewegung, obwohl diese nach kurzer Zeit verschlechtert. Mangel an Lebenswärme und kalte Extremitäten. Eher reichliches Schwitzen.

Besser durch Ruhe, aber auch durch Herumgehen und Ablenkung, kurzen Schlaf, Liegen und Wärme, erfrischende Getränke.

Schlechter durch Anstrengung, Kälte, Zugluft, nachts.

Ähnliche Mittel: Phosphor, Cocculus, Veratrum, China, Arsenicum album

2 Aconitum

Aconitum napellus, der Sturmhut, ist eine beim Menschen tödlich wirkende Giftpflanze, Pferde hingegen können sie ungestraft genießen. Die ca. zwei Meter hohe Staude ist auf allen Bergwiesen Europas anzutreffen. Bei Erkrankungen, die den Sturmhut benötigen, ist der Krankheitsbeginn stürmisch, oft durch kalten Wind oder Schreck verursacht und im Verlauf brisant. Alles an dem Patienten ist heftig, rastlos, überempfindlich, bedrohlich, seine Unruhe und Angst sind nicht im Verhältnis zur tatsächlichen Schwere des Krankheitsbildes. So kann eine unerklärliche Angst bis zur Todesangst bei einer einfachen Grippe bestehen.

Hauptwirkbereiche im Akutfall

Erkältung, Grippe und Fieber – mit plötzlichem und heftigem Beginn, Frösteln und nachfolgend raschem Fieberanstieg, hohem, trockenem Fieber mit rotem Kopf. Mund trocken, Zunge prickelnd, eventuell weiß belegt, mit entzündetem Zahnfleisch, großer Durst. Berstende Kopfschmerzen mit Klopfen der Blutgefäße, man spürt den Herzschlag im Kopf. Überempfindlichkeit der Haare gegen Berührung. Rote, trockene oder heiße Augen. Große Schwäche. Dabei Unruhe, eventuell Angst, Überempfindlichkeit gegen alles. Auch abwechselnd Hitze und Kälte, Frösteln beim Abdecken.

Halsbeschwerden – mit den oben angeführten Fiebersymptomen, wobei der Hals rot, trocken, eventuell gefühllos ist, sich brennend, zusammengeschnürt oder stechend anfühlt.

Husten – nach plötzlich eintretender Heiserkeit vom Kehlkopf ausgehender rauher, heiserer Husten. Dabei Frösteln oder Schüttelfrost mit nachfolgendem rapidem Fieberanstieg.

Nervenschmerzen – vor allem im Gesicht, mit Gefühllosigkeit oder Prickeln der Haut, infolge kaltem Wind oder Zugluft, ohne oder mit beginnendem Fieber.

Bauchbeschwerden – aus verschiedenster Ursache, oft durch kalten Wind oder Abkühlung. Mit dumpfen oder schneidenden Schmerzen im Oberbauch, dabei anfangs Frösteln mit anschließendem schnellem Fieberanstieg. Brennender Durst, Übelkeit und Erbrechen, Empfindlichkeit gegen jede Berührung.

Ursachen für den Krankheitsbeginn: trockene Kälte, kalter Wind oder Sturm (Sturmhut), Schreck.

Allgemeine Erscheinungen: immer plötzlicher Beginn mit heftigen Symptomen und übertriebener Angst selbst bei banalen Beschwerden, besonders nachts; bei an sich robusten, kräftigen, gesunden Menschen.

Schlechter durch Berührtwerden, äußere Eindrücke, alleine sein.

Ähnliche Mittel: Belladonna, Chamomilla, Ferrum phos., Pyrogenium

---

☺ **Der Globi empfiehlt:** Paßt meistens nur am Anfang einer Akutkrankheit, sollte aber nicht routinemäßig, sondern nur dann genommen werden, wenn das Gesamtbild paßt!

---

3 Ammonium muriaticum

Das Ammoniumchlorid oder Salmiak ist besonders passend für träge, gemütliche und etwas beleibte Menschen, die schon bei leichter Anstrengung außer Atem kommen. Eher melancholische, besorgte oder bekümmerte Menschen, die bei Krankheit ärgerlich, reizbar und verdrießlich reagieren. Vor allem die Atemorgane zählen zum Wirkbereich des Mittels.

Hauptwirkbereiche im Akutfall

Schnupfen und Halsbeschwerden – Schnupfen mit reichlicher, meist wäßriger, auch scharfer oder heißer Absonderung. Niesen, Nase empfindlich gegen Berührung, Gefühl von Verstopfung, Geruchsverlust, Jucken der Nase und vergebliches Schneuzen. Wundheit von Nase, Lippen und Mund. Wunder Halsschmerz mit Schwellung der Mandeln und zähem Schleim, der nicht herausgeräuspert werden kann. Heiserkeit und Brennen im Kehlkopf. Eventuell mit stechenden Ohrenschmerzen oder Ohrensausen. Durst auf Limonade. Eventuell begleitet von Frösteln, dem Fieberhitze folgt, Schwitzen in der Nacht und bei Bewegung.

Heiserkeit – als erstes Symptom einer Erkältung durch Einatmen kalter Luft oder allgemeiner Kälteeinwirkung. Rauheit, wundes, kratzendes Gefühl oder Brennen im Hals; Bedürfnis, sich zu räuspern, aber anfangs keine Schleimabsonderung. Nach einigen Stunden können die Beschwerden mit Schnupfen und Husten kombiniert sein (siehe oben).

Husten – oft als Begleiterscheinung der Nasen- und Halsbeschwerden (siehe oben) oder auch allein, bei beginnender Grippe oder Erkältung. Harter, trockener, kratzender Husten, schlechter im Liegen. Nach wenigen Tagen reichlich schleimiger Auswurf und Brustbeklemmung.

Erkältung, Grippe und Fieber – mit Halsbeschwerden, Schwellung der Mandeln und Schluckbeschwerden. Klebriger Schleim, der nicht herausgeräuspert werden kann. Dazu rasch Husten und Beschwerden der Atemwege (siehe oben). Trockene Hitze oder Fieber mit Schweiß, besonders nachts. Unregelmäßige Stadien, anfallsweise, schlechter im warmen Zimmer und nach geringer Anstrengung. Ev. mit Rücken- oder Gelenkbeschwerden.

Ischias – heftige Rückenschmerzen, die ins Bein ausstrahlen. Gefühl, als wären die Sehnen des Oberschenkels zu kurz, schlechter beim Gehen, Liegen oder Sitzen. Spannungsgefühl im Bein.

Gelenkbeschwerden – durch Kälte oder im Zusammenhang mit Fieber. Reißen in den Gelenken, besser in Bettwärme. Steifigkeit und Taubheit der Hände, bläuliche Verfärbung und Kältegefühl, besonders nachts.

Ursachen für den Krankheitsbeginn: Kälte, Nässe, Anstrengung in kalter Luft.
Allgemeine Begleiterscheinungen bei fast allen Krankheiten: generelles Frösteln, aber Hitze der Handflächen und Fußsohlen. Jede geringe Anstrengung verursacht Atemnot und Herzklopfen. Gefühl von Blutwallungen mit Schwäche, Abgeschlagenheit und Wundheitsgefühl. Kälte zwischen den Schultern, Rückenschmerzen, Gelenkschmerzen, eventuell Hautjucken. Oft Durstlosigkeit im Fieber. Bitterer Mundgeschmack morgens, kein Appetit, eventuell Durchfall nach dem Essen mit Bauchschmerzen. Alle Beschwerden eher rechts.
Besser durch frische Luft, Ruhe.
Schlechter: Halsweh und Husten morgens, Fieber abends und nachts, Gliederschmerzen nachts.
Ähnliche Mittel: Causticum, Mercurius solub., Sulfur, Arum triphyllum

4 Antimonium tartaricum *(= Tartarus emeticus oder stibiatus)* .

Der Brechweinstein (Antimonyltartrat) war früher ein beliebtes Brechmittel, daher der Name Brechweinstein. Die in der Homöopathie mit dem Mittel behandelbaren Leiden zeichnen sich durch Übelkeit ähnlich Ipecacuanha aus, außerdem durch Entzündungen und Schleimbildung in den Bronchien oder der Lunge, Kräfteverfall und/oder Schläfrigkeit sowie juckende, ev. schmerzhafte pustelartige Hautausschläge. Paßt gut zu netten, sensiblen und eher zurückgezogenen Menschen, die im Krankheitsfall traurig oder reizbar reagieren und anlehnungsbedürftig sind.

Hauptwirkbereiche im Akutfall

Atmungsnotfall – durch Behinderung der Atmung infolge Wasser, Schleim oder Erbrochenem (z. B. bei Ertrunkenen, Bewußtlosen, Schwerstverletzten, Giftgaseinwirkung) mit oder ohne Hustenreiz, ev. Rasseln in der Lunge, Totenblässe, ev. große Übelkeit, drohende oder eingetretene Bewußtlosigkeit mit Kälte der Haut.

Atemwegsprobleme mit Schleimrasseln, Husten und/oder Atemnot – meist auf Basis einer chronischen Atemwegserkrankung wie zum Beispiel chronische Bronchitis oder Bronchialasthma, die über längere Zeit ohne wesentliche Beschwerden bestehen. Bei akuter Verschlechterung der chronischen Situation kommt es zum Kräfteverfall, Schleimrasseln im Brustkorb, Atemnot mit wenig Auswurf, oft auch zu Heiserkeit und brennendem

Gefühl in der Brust. Beschleunigte, erschwerte Atmung, der Patient muß sitzen. Husten mit Schwindel, oft mit Rückenschmerzen, allgemeinem Kältegefühl, Zittern, Schweiß und großer Schwäche.

Rückenschmerzen – heftige Schmerzen in allen Abschnitten des Rückens, verursacht durch Heben, zu langes Sitzen oder am Beginn einer fieberhaften Erkrankung. Schmerzen wie zerschlagen, brennend, wie zerbrochen oder bohrend. In der Halswirbelsäule ev. mit einem Gefühl von Müdigkeit oder Schwäche kombiniert; weitere bevorzugte Schmerzlokalisationen finden sich zwischen den Schulterblättern oder als „Hexenschuß" im unteren Rücken. Hier können die Schmerzen bis in die Oberschenkel ausstrahlen, sie verschlechtern sich beim Versuch, die Lage zu ändern oder von sitzender Position aufzustehen.

Bauchbeschwerden mit Durchfall – durch nicht ganz einwandfreie Lebensmittel, in südlichen Ländern, durch Alkohol, Obst, Erkältung oder nicht sauberes Wasser. Auch als Begleiterscheinung von Atemwegserkrankungen (siehe oben) oder bei Feuchtblattern. Krampfartige Magen- und/oder Bauchschmerzen und heiße, übelriechende Winde. Heftiger, wäßriger und schwächender Durchfall, ev. mit Schmerzen am After nach dem Stuhl und/oder andauerndem Zusammenschnüren. Ev. mit Übelkeit, Würgen und Erbrechen, besonders nach dem Essen, sowie Angst.

Kopfschmerzen – am Beginn einer Grippe oder fieberhaften Erkrankung. Verschiedenartigste Schmerzen, möglich an allen Stellen des Kopfes, bevorzugt an den Schläfen oder der Stirn mit Ausstrahlung auf die Augen. Lichtempfindlichkeit. Dabei ev. Bauchbeschwerden und/oder Übelkeit. Besser durch kühle Luft, kalte Umschläge und im Sitzen oder Herumgehen.

Feuchtblattern (Varicellen) – für das Hautjucken und die ev. leicht fieberhaften Begleiterscheinungen, Kopfweh und/oder Husten ist Antimonium tartar. eine gute Hilfe.

Erkältung, Grippe und Fieber – mit anfänglichem Frösteln, Fließschnupfen, Kopfweh, Rückenschmerzen und ev. auch Bauchbeschwerden (siehe oben). Allgemeine große Schwäche und anfangs leichte Übelkeit, die sich mit zunehmender Krankheit verstärkt.

Ursachen für den Krankheitsbeginn: Anstrengung, Kälte, naßkaltes Wetter im Herbst.
Allgemeine Begleiterscheinungen: Schwindel und Frösteln, Gesicht blaß und eingesunken, dunkle Ringe um die eingefallenen Augen, kalter Gesichtsschweiß, Übelkeit und Erbrechen, große Schläfrigkeit oder Benommenheit. Durst auf kühle Getränke, Verlangen nach Erfrischendem, Obst und Fruchtsäften.
Besser durch Liegen auf der rechten Seite, kalte Abwaschungen, Atemwegserkrankungen im Sitzen, Aufstoßen oder Abhusten, frische Luft.
Schlechter durch Wärmeanwendungen, feuchtes, kaltes Wetter, abends oder nachts, beim Hinlegen.
Ähnliche Mittel: Ipecacuanha, Sulfur, Carbo vegetabilis, Arsenicum album

⊗ **Der Globi warnt:** Antimonium tartar. ist bei Atemwegserkrankungen meistens nur bei schweren, ernsthaften Zuständen angezeigt, die unbedingt ärztliche Aufsicht erfordern.

5 Apis

Apis mellifica, die Honigbiene. Das Bienengift hat eine breite Wirkung auf jede Zelle, auf das Blut- und das Nervensystem; in der Homöopathie besitzt es ein breites Anwendungsspektrum. Paßt gut zu aktiven, bienenfleißigen, sprunghaften Menschen, die eher durstlos und hitzig sind und äußere Wärme schlecht vertragen.

Hauptwirkbereiche im Akutfall

Halsschmerzen – stechende, wunde Halsbeschwerden mit dem Gefühl, einen zusammengeschnürten Hals zu haben, Schwellung der Lippen und der Mundschleimhaut. Zunge rot, rauh, ev. geschwollen oder rauh mit Bläschen, Gefühl wie verbrannt. Schleimhaut rot, glänzend und gedunsen, eventuell glasige Schwellung des Zäpfchens oder der Mandeln. Durstlosigkeit trotz trockenem Mund.

Erkältung, Grippe und Fieber
a) mit Halsbeschwerden (siehe oben), Schnupfen und/oder Ohren- bzw. Augensymptomen. Fieber ohne Durst und ohne Schweiß mit dem Verlangen, sich abzudecken, mehr oder wenig große Erschöpfung.
b) mit plötzlichem Beginn, Durst- und Appetitlosigkeit bei Fieber mit trockener Haut, Schwellung der Füße und ev. auch der Hände, Schwellung der Augenlider, spärlichem Harn, Übelkeit, ev. Erbrechen, Abneigung gegen Zudecken oder Wärme. Trotz Mundtrockenheit kein oder wenig Durst und ev. bitterer Mundgeschmack.

☻ **Der Globi warnt:** Bei diesen Symptomen besteht Verdacht auf eine Nierenerkrankung, daher ist unbedingt der Arzt zu konsultieren!

Hautsymptome nach Insektenstich – wenn diese einem Bienenstich ähneln. Weißliche oder bläuliche Verfärbung der Haut mit teigiger, eindrückbarer Schwellung, Spannungsgefühl, Brennen oder Gefühllosigkeit der befallenen Stelle und Verlangen nach kühlen Umschlägen.

Augenschwellungen – Schwellungen der Lider mit Brennen und Stechen, manchmal auch ohne jede Beschwerde. Dabei eventuell Rötung und Entzündung der Augen, zum Beispiel bei Allergien mit reichlichem Tränenfluß und Hitze der Augen.

☻ **Der Globi warnt:** Bei Augenbeschwerden unbedingt Arzt konsultieren!

Gelenkbeschwerden – mit weißlich glänzender Schwellung, stechenden Schmerzen und Steifigkeit. Verlangen nach kühlen Umschlägen (zum Beispiel am Knie- oder Ellbogengelenk).

Ursachen für den Krankheitsbeginn: Überanstrengung, Hitze. Viele Beschwerden treten oft ohne ersichtliche Ursache auf.
Allgemeine Erscheinungen: Hitziges Gefühl mit Bedürfnis nach frischer, kühler Luft, wenig Durst, Reizbarkeit und Unruhe sind bei den meisten Beschwerden vorherrschend.
Besser durch frische Luft, kühles Baden oder Abdecken.

Schlechter durch Wärme oder Hitze, sowohl lokal als auch wettermäßig, durch Bewegung, Berührung und Druck, nachmittags, im geschlossenen Zimmer.
Ähnliche Mittel: Cantharis, Sulfur, Lachesis, Pulsatilla, Urtica urens

6 Arnika

Arnica montana, die Bergwohlverleih, verleiht Wohlbefinden in den Bergen – hat also mit Anstrengung, Energieverbrauch, den Folgen von Kälte, Nässe, Muskelarbeit und Unfällen zu tun.

Hauptwirkbereiche im Akutfall
Verletzung mit Blutung oder Bluterguß – erstes Mittel bei jeder Art von Verletzung, Sturz, Prellung oder Quetschung, wenn es zu einer Blutung oder einem Bluterguß kommt, gleichgültig an welcher Stelle des Körpers. Die Schmerzen werden oft unverhältnismäßig stark empfunden und durch jede Berührung oder Bewegung verschlimmert.
Verletzungs- oder Unfallschock – der Patient ist unruhig, schwach, blaß, ev. kaltschweißig, zittrig. Herzklopfen, hohe Pulsfrequenz und zunehmende Erschöpfung. Die Stimmung meist ungeduldig, gereizt, abweisend, oft so, daß er jede Hilfe ablehnt und das Leiden bagatellisiert, obwohl er heftige Schmerzen hat und eigentlich Hilfe will. Dies ist unter Schockeinwirkung immer wieder zu beobachten. Gerade dann muß der Patient schleunigst zum Arzt, man soll ihn aber nicht allein lassen!

⊗ **Der Globi warnt:** Trotz der sofortigen mehrmaligen Gabe von Arnika – bei jedem Sturz auf den Rücken, nach jedem Unfall mit nachfolgender Übelkeit oder Bewußtlosigkeit unbedingt ärztliche Hilfe anfordern, auch dann, wenn der Verunfallte dies ablehnt!

Kopfschmerzen – nach Sturz oder Gewalteinwirkung (Gehirnerschütterung), Überanstrengung oder Erkältung. Hitze des Kopfes mit kaltem Körper, Schwindel und Empfindlichkeit gegen alle äußeren Eindrücke sowie gegen Hilfeleistung.
Erkältung, Grippe und Fieber – mit den oben beschriebenen Kopfschmerzen, Gliederschmerzen und Zerschlagenheitsgefühl, besonders des Rückens. Ev. mit Auftreibung des Bauches, stinkenden Winden und Mundgeruch. Geschmack von faulen Eiern, Röte des Gesichtes und eventuell Nasenbluten. Halsschmerzen und Schwellung der Mandeln mit Mundtrockenheit und Durst. Nach wenigen Stunden harter, trockener, tiefsitzender Husten. Schlecht gelaunte, mißgestimmte und ungeduldige Patienten. Auch im Fieber Hitze des Kopfes und Kälte der Extremitäten.
Nasenbluten – nach Stoß oder Aufprall, beim Husten, Nase fühlt sich wund oder kalt an. Ev. auch im Rahmen einer fieberhaften Erkrankung.
Augenschmerzen und/oder Blutung im oder um das Auge infolge Schlag oder Stoß.

⊗ **Der Globi warnt:** Bei Augenverletzungen unbedingt ärztliche Hilfe beanspruchen!

Husten – anfallsweise, nachts während des Schlafes, heftig, krampfartig, quälend und erstickend; Gefühl, als wären die Rippen zerbrochen. Auch bei fieberhaften Erkrankungen.

Harnverhalten – infolge Überanstrengung mit Schmerzen in der Blase.
Harnblasenverletzungen – infolge Schlag oder Stoß, ev. mit Abgang von blutigem Harn und starken Schmerzen.

☹ **Der Globi warnt:** Bei Harnverhalten oder rot verfärbtem Harn unbedingt Arzt konsultieren!

Nervöse Beschwerden, Schlaflosigkeit – infolge Schreck und/oder Überanstrengung.

Ursachen für den Krankheitsbeginn: jede Art von Verletzung, Sturz, Prellung oder Quetschung, Überanstrengung, Durchnässung, Kälte.
Allgemeine Begleiterscheinungen: überempfindlich, alles wird als zu hart empfunden, selbst das Bett, in dem man liegt. Reizbarkeit, mag in Ruhe gelassen werden, lehnt jede Hilfe oder den Arzt ab. Kälte von Armen und Beinen mit heißem Kopf, große Unruhe und Schlaflosigkeit durch die Schmerzen.
Besser durch Ruhe, Liegen, in Ruhe gelassen werden.
Schlechter durch Berührung, Bewegung, Kälte, in der Nacht, Anteilnahme.
Ähnliche Mittel: Bellis perennis, Ruta, Rhus tox., Hypericum, Aconitum, Camphora

7 Arsenicum album

Weißes Arsenoxid, As_2O_3, ist ein großes homöopathisches Medikament mit einem riesigen Wirkbereich. Das Aufputschen von Pferden mit Arsen gibt hilfreiche gedankliche Stützen zum Arzneimittelbild. Es hat das Temperament von Pferden – Nervosität, Schreckhaftigkeit und Unruhe bei beachtlicher Kraftentfaltung und Leistungsfähigkeit. Paßt gut zu übergenauen, anspruchsvollen und sensiblen Menschen mit Roßnaturen, die selten, dann aber ausgiebig krank werden, und zu an und für sich eher verfrorenen, wärmebedürftigen Menschen.

☺ **Der Globi empfiehlt:** Jeder Arsen-Anfangszustand kann rasch ernst werden – dann unbedingt Arzt konsultieren!

Hauptwirkbereiche im Akutfall
Magenbeschwerden mit Erbrechen und/oder Durchfall – nach Eis, Milchprodukten, verdorbenem Fisch oder Fleisch. Totenübelkeit mit Geruchsempfindlichkeit, Schwäche, Hochkommen von Wasser aus dem Magen oder vermehrtem Speichelfluß, ev. mit Bauchschmerzen oder Koliken, ev. mit Herzklopfen oder Kurzatmigkeit, Schwäche mit Frösteln, großem Durst oder auch Durstlosigkeit.
Erkältung, Grippe und Fieber – mit Frösteln, Beschwerden im Kopf und/oder Verdauungstrakt (siehe Erbrechen und/oder Durchfall), große Überempfindlichkeit gegen alle äußeren Einflüsse, Abdecken und Kälte; Unruhe und nächtliche Verschlimmerung. Fieber wechselnd, Kopfschmerzen (siehe dort).

Kopfschmerzen – durch Kälte, Luftzug oder Durchnässung. Heftige Schmerzen, oft brennend oder dröhnend, mit dem Verlangen nach kalten Umschlägen oder Kühle, am übrigen Körper aber oft großes Wärmebedürfnis. Große Empfindlichkeit gegen Berührung der Haare und alle äußeren Einflüsse wie Zugluft oder Geräusche.

Ursachen für den Krankheitsbeginn: „Gift", d. h. verdorbenes Essen, Alkohol-, Nikotinüberkonsum, Folge von Kaltbaden oder Nässe, Kälte und Überanstrengung.
Allgemeine Begleiterscheinungen: Alle Krankheitszustände sind begleitet von enormer Schwäche, gekoppelt mit Unruhe, Frösteln und Wärmeverlangen (außer am Kopf, der kühl gehalten werden will). Blasses, eingefallenes oder gelbliches Gesicht. Ärgerliche, launenhafte oder depressive Verstimmung. Selbst bei relativ harmlosen Erkrankungen fühlt sich der Patient „zum Sterben". Die Empfindungen sind oft brennend, meistens wenig Schweiß.
Besser durch Wärme, warme Getränke, Ruhe.
Schlechter in der Nacht, durch Kälte, kalte Getränke, beim Alleinsein.
Ähnliche Mittel: Rhus tox., Carbo vegetabilis, Veratrum, Phosphor, Pyrogenium

8 Arum triphyllum

Arum triphyllum ist ein amerikanisches Aronstabgewächs, das bei uns als Zimmerpflanze Verwendung findet. Homöopathisch paßt es zu bestimmten Irritationen des Hals-Nasen-Ohren-Bereiches, wobei das Wort „irritiert" auch zum Gemütszustand paßt. Erstes Mittel bei Heiserkeit oder Stimmverlust.

Hauptwirkbereiche im Akutfall
Halsschmerzen – mit Wundheitsgefühl, dem Gefühl eines zusammengeschnürten Halses, brennendem und ätzendem Gefühl; schlechter beim Trinken oder Essen. Diese Rohheit kann auch im gesamten Mund, an den Lippen und an der Nase vorhanden sein. Dabei das Bedürfnis, an den ohnehin schon rissigen Lippen, an den Mundwinkeln oder an der Nase zu zupfen. Ev. mit Drüsenschwellung am Unterkiefer oder Röte der Augen.
Heiserkeit – mit oder ohne Schmerzen, durch zuviel Sprechen oder Singen, ev. vollkommener Stimmverlust. Verlangen, Schleim aus dem Hals zu räuspern. Zunge himbeerrot, wie roh und wund.
Schnupfen – mit wunden Nasenlöchern, scharfe, wäßrige, ev. blutige Absonderungen mit oder ohne Verstopfungsgefühl. Tränenfluß, ev. Lichtscheue und Kopfschmerzen. Auch die Kombination aller Beschwerden ist möglich.
Husten – mit Heiserkeit und rauhem Gefühl im Kehlkopf, krampfartiger Husten und ev. Schmerzen im Hals beim Husten.

Ursachen für den Krankheitsbeginn: Reden, Singen, Tabakrauch.
Allgemeine Begleiterscheinungen: Hitzegefühl oder Brennen an den betroffenen Stellen, Reizbarkeit, Zerstreutheit, ev. Fieber, ev. leichter Schwindel.
Besser durch kühle Umschläge, kühle Getränke.
Schlechter durch Hinlegen, kalten Wind.
Ähnliche Mittel: Causticum, Mercurius solub., Arsenicum album, China, Belladonna, Spongia, Phosphor

9 Belladonna

Atropa belladonna -- wörtlich „schöne Frau", die Tollkirsche, ist ein Nachtschattenge-wächs. Großes, heftiges Akutmittel bei Zuständen, in denen mit rasender Schnelligkeit meistens Fieber, Erregbarkeit und Rötung durch die starke Blutfülle zu beobachten sind. Ähnlich Aconitum, wobei dieses eher zu trockener Hitze paßt und Belladonna oft nach schnellem Fieberanstieg eine „dampfende Hitze" aufweist.

Hauptwirkbereiche im Akutfall

Halsschmerzen – mit trockenem Gefühl und/oder Brennen im Hals, was den Patienten andauernd zum Schlucken veranlaßt und ihn beim Sprechen behindert. Ev. mit Heiser-keit. Rachen und Mandeln leuchtend rot und geschwollen, Durst nach lauwarmen Ge-tränken. Ev. kombiniert mit trockenem Gefühl in der Nase und hartem, trockenem und tiefem Husten, der durch einen Reiz im Hals ausgelöst wird.

Erkältung, Grippe und Fieber – zu Beginn des Krankwerdens meist kurzes Frösteln, dann rascher Fieberanstieg mit dem Höhepunkt in der Nacht. Ev. sehr starke Hitze, Röte, Brennen und fehlender Durst im Fieber sind typisch. Der Patient scheint entrückt zu sein, ist aber gegen alle Eindrücke (z. B. Licht, Geräusche) überempfindlich oder will nur schlafen. Aufschreien oder Weinen im Schlaf. Innerhalb von Stunden entwickeln sich Beschwerden im Kopf (Schnupfen, Augenbrennen, Ohrenschmerzen, Halsweh), ev. auch im Bauch oder in den Atemwegen.

> ☺ **Der Globi empfiehlt:** Das Fieberbild ähnelt sehr dem Scharlach, der jedoch keines-falls ohne ärztliche Kontrolle behandelt werden darf!

Sonnenbrand oder Sonnenstich – mit Fieber oder Hitzegefühl, starkem, meist pulsierendem Kopfweh und Röte im Gesicht.

Kopfschmerzen – durch Erkältung, Nässe, Hitze, Sonne. Heftiges Kopfweh mit dem Ge-fühl, daß das Blut in den Kopf steigt oder es im Kopf pulsiert. Ev. mit allgemeinem Hitzegefühl (siehe Erkältung, Grippe und Fieber), besonders in den Schläfen und der Stirn. Dabei oft wilder, heftiger oder zorniger Gemütszustand, ev. mit erweiterten Pu-pillen und weit aufgerissenen Augen.

Ohrenschmerzen – plötzlich, meist nachts ohne jede Vorwarnung oder mit vorangegange-nem Schnupfen einsetzend. Heftige Schmerzen, Verlangen nach Ruhe. Berührung des Ohres, Daraufliegen und Wärme werden nicht vertragen. Ev. Ausstrahlen der Schmer-zen nach unten oder zum Gesicht. Ev. mit Röte des betroffenen Ohres oder des Gesich-tes, Frösteln oder Fieber mit Unruhe und Zorn.

> ☹ **Der Globi warnt:** Ohrenschmerzen, auch bei Besserung der akuten Schmerzen, immer einer ärztlichen Kontrolle unterziehen!

Ursachen für den Krankheitsbeginn: Erkältung, Nässe, Kopfwaschen, Hitze, Sonne.
Allgemeine Begleiterscheinungen: zunächst Überempfindlichkeit gegen alle äußeren Reize, voller Ideen, Heftigkeit (tollwütig), später große Schläfrigkeit, ist gleichgültig ge-gen seine Umgebung. Meist rote, heiße Haut und allgemeines Hitzegefühl ohne Durst.

Besser durch halbaufrechtes Liegen, Ruhe, Abdecken.

Schlechter durch Licht, Geräusche, Erschütterung, Berührung, Druck, Wärme.

Ähnliche Mittel: Aconitum, Bryonia, Spigelia, Gelsemium, Glonoinum, Lachesis, Apis

10 Bellis perennis

Das Gänseblümchen, die Wundwurz oder Beulenwurz. Letztere Namen geben einen treffenden Hinweis auf die medizinische Verwendung in der Homöopathie bei verschiedenartigsten Hautausschlägen, Furunkeln und Wunden. Bellis perennis entspricht, ähnlich Arnika, bei den meisten Krankheitszuständen oft dem Gefühl allgemeinen Wundseins oder von Zerschlagenheit und ebenso einer mißmutigen und reizbaren Stimmung.

Hauptwirkbereiche im Akutfall
Verletzungsfolgen – nach Sturz, Schlag, Unfällen, nicht unbedingt mit Blutungen oder Blutergüssen wie bei Arnika. Schmerzhafte Schwellungen, berührungsempfindlich, Muskelschmerzen wie gequetscht.

Wunden – wenn nach einigen Stunden Schmerzen auftreten oder sich nach ursprünglich gutem Heilungsverlauf Absonderung, Schwellung oder Eiterung einstellt.

☺ **Der Globi empfiehlt:** Wunden immer gut reinigen und dann ein Desinfektionsmittel mindestens drei Minuten einwirken lassen!

„Muskelkater" – oder allgemeine Schwäche nach Abkühlung, wenn man erhitzt ist oder durch Trinken kalter Getränke, wenn der Körper erhitzt ist, nach Sport und Überanstrengung.

„Blaues Auge" – durch stumpfe Verletzung, wobei um das Auge kleine oder punktförmige Blutungen zu sehen sind. Das Auge selbst ist schmerzhaft und berührungsempfindlich. Unverhältnismäßig große Schwäche und starkes Krankheitsgefühl.

Magenbeschwerden oder Verdauungsstörung – verursacht durch Kuchen, zu üppige Speisen oder kalte Getränke. Speziell dann, wenn man sich vorher überhitzt oder ordentlich angestrengt hat. Druckgefühl im Oberbauch, Völlegefühl, Aufstoßen, ev. auch Übelkeit und Brechreiz, dabei aber oft auffallender Appetit und/oder Durst. Besser werden die Beschwerden durch Zusammenkrümmen, Druck und auch durch Essen. Empfindlichkeit gegen den Druck der Kleidung. Ev. kombiniert mit Rumoren im Bauch mit reichlichen Winden und plötzlichem Stuhldrang. Dabei ev. schmerzloser Durchfall und allgemeine Zerschlagenheit.

Halsbeschwerden – Kratzen und Rauheit im Hals, Schmerzen im Rachen beim Schlukken, Heiserkeit und ev. Hustenreiz mit Frösteln. Auch am Beginn einer Grippe, verbunden mit Kopfschmerzen im Hinterkopf, Rückenschmerzen und allgemeiner Zerschlagenheit. Dabei ev. Fieberblasen an den Lippen und/oder im Mund, wunde Mundwinkel und Empfindlichkeit der Zunge mit dem Gefühl der Schwellung.

Menstruationsbeschwerden – krampfartige oder zusammenschnürende Schmerzen im Unterbauch oder in der Gebärmutter, die wie Wehen nach unten ziehen können. Ev. Ausstrahlung bis auf die Vorderseite der Oberschenkel. Meist reichliche, ev. klumpige und dunkelgefärbte Blutung. Die Beschwerden sind oft mit Kreuzschmerzen, Schwindel, Reizbarkeit, und/oder Benommenheit kombiniert und im Liegen besser.

Allgemeines: Paßt besonders bei Veranlagung zu Venenleiden, Gelenkverstauchungen („sich verknöcheln") oder zu Menschen, die leicht „blaue Flecken" kriegen und ihre Beschwerden immer eher links bekommen.
Besser durch kühle Umschläge und Bewegung in frischer Luft.
Schlechter durch heißes oder auch kühles Bad und Bettwärme, kaltes Wetter, kalte Getränke.
Ähnliche Mittel: Calendula, Arnika, Ruta, Symphytum, Bryonia

11 Bryonia

Bryonia alba, die weiße Zaun- oder Gichtrübe, paßt gut zu kräftigen, reizbaren, leicht ärgerlichen Menschen, die gegen extreme Temperaturen empfindlich sind und auch zu Verstopfung neigen. Wollen im Krankheitsfall absolut in Ruhe und allein gelassen werden und akzeptieren Hilfe nur dann, wenn sie diese selbst angefordert haben.

Hauptwirkbereiche im Akutfall

Magenschmerzen – durch Aufregung oder Ärger. Übelkeit und Erbrechen, Gefühl von einem Stein im Magen. Durst nach großen Schlucken kalten Wassers. Bitterer oder schlechter Mundgeschmack, belegte Zunge.
Bauchbeschwerden, Verstopfung – mit Völlegefühl, aufgetriebenem Leib und ev. schneidenden Schmerzen, die zum Zusammenkrümmen zwingen. Harte, trockene, ev. klumpige Stühle. Beim Reisen oder durch Umstellungen im Lebensrhythmus.
Durchfall – durch zu kalte Getränke, unreines Wasser, nach Milch, Eiscreme oder Obst, vor allem im Sommer. Ev. mit Bauchschmerzen und Empfindlichkeit der Bauchdecke, schlechter beim Bewegen und morgens.
Husten – mit stechenden Schmerzen in der Brust, besser beim Liegen auf der schmerzhaften Seite. Trockener, krampfhafter Reizhusten, ev. mit Fließschnupfen.
Kopfschmerzen – berstend, bei jeder Bewegung, besser durch Druck oder kühle Umschläge.
Gelenkschmerzen, Muskelschmerzen – ziehende, reißende oder spannende Schmerzen mit Steifigkeit, ev. Schwellung und Schwächegefühl, besser in Ruhe und im Liegen.
Erkältung, Grippe und Fieber – mit Schnupfen, Halsweh, Kopfschmerzen (siehe oben) und Trockenheit der Schleimhäute, rissigen, geschwollenen Lippen und Schwäche. Steifheit im Nacken sowie Kreuzweh, ev. Gelenkschmerzen (siehe oben) und Verlangen nach absoluter Ruhe. Spärlicher, dunkler Urin.
Ursachen für den Krankheitsbeginn: Ärger, Aufregung, Überanstrengung.
Besser durch Ruhe, im Liegen, Alleingelassen werden.
Schlechter morgens, durch Bewegung, Ärger, Anstrengung, Erhitzung.
Ähnliche Mittel: Ferrum phos., Apis, Belladonna, Phosphor, Pulsatilla, Sulfur

12 Cactus

Cactus grandiflorus, die Königin der Nacht, zu dem zusammenschnürende, bedrohliche Schmerzen in vielen Körperregionen mit Schwäche und Kälte der Extremitäten passen.

Hauptwirkbereiche im Akutfall
Herzbeschwerden – Gefühl von Zusammenschnüren oder Zusammendrücken, das ev. in den linken Arm ausstrahlt, auch mit Kribbeln oder Taubheitsgefühl. Schwäche, Angst, Unruhe, ev. Klopfen am Hals. Herzklopfen, ev. unregelmäßig oder schneller, schlechter durch Aufregung, Bewegung oder Linksliegen.

> ⊗ **Der Globi warnt:** Bei Herzbeschwerden unbedingt Arzt konsultieren!

Erkältung, Grippe und Fieber – Kältegefühl, Müdigkeit und oft Schweiß während des Fieber, das meist unregelmäßig steigt und fällt, oft gegen Mittag oder Mitternacht schlechter. Rauhigkeit oder Kratzen im Rachen, Stechen beim Schlucken. Kopfschmerzen, Kurzatmigkeit, schlechter durch Geräusche, Licht und Bewegung. Herzbeschwerden wie oben beschrieben. Ev. mit Nasenbluten und/oder Schnupfen.
Kopfschmerzen – drückend, zusammenschnürend, pulsierend oder wie in einen Schraubstock eingepreßt, ev. mit Trübsehen und Pulsieren in den Ohren. Das Blut steigt in den Kopf, ev. mit Herzklopfen. Auch ausgelöst durch Übergehen einer Mahlzeit.
Menstruationsbeschwerden – Krämpfe, Unruhe, Angst, Herzklopfen und Kreislaufbeschwerden mit Blutandrang zum Kopf.

Ursachen für den Krankheitsbeginn: Sonne, andererseits Erkältung, Nässe, Überanstrengung, Überessen oder Auslassen einer Mahlzeit.
Allgemeine Begleiterscheinungen: Angst, „hysterisches" Verhalten, schlechte Laune, Hitzegefühl bei vielen Beschwerden, Klopfen der Blutgefäße.
Besser durch frische Luft, Ablenkung.
Schlechter durch Linksliegen, Bewegung, vormittags oder vor Mitternacht.
Ähnliche Mittel: Aconitum, Arnika, Spigelia, Latrodectus, Belladonna

13 Calendula

Calendula officinalis, die Ringelblume, gehört zur selben Pflanzenfamilie wie Arnika und Bellis perennis und hat einige kleine, aber sehr hilfreiche Wirkbereiche für den Akutfall.

Hauptwirkbereiche im Akutfall
Schürfwunden, Wunden – die keine glatten Ränder haben und meist ziemlich wehtun, auch oberflächliche Brandwunden. Selbst bei guter Desinfektion und Wundversorgung können solche Wunden schlecht heilen, oder sie eitern, was durch die rechtzeitige Gabe von Calendula verhindert wird.
Erkältung, Grippe und Fieber – große Hitze mit Schweiß bei Kälte von Kopf und Extremitäten, ev. mit anfallsweisem Frösteln, mit oft einseitigem Schnupfen, Kopfschmerzen

mit Empfindlichkeit gegen Berührung am Kopf, Genickschmerzen. Bitterer Mundgeschmack und Speichelfluß, Übelkeit, ev. Sodbrennen. Schwellung der Unterkieferdrüsen. Gefühl, das Gesicht oder die Lider seien geschwollen, rote und trockene Augen. Häufiges Urinieren und Ziehen in der Harnröhre bei dunklem und übelriechendem Harn. Gliederschmerzen bei Bewegung, Schwere und müdes Gefühl in den Beinen. Empfindlichkeit gegen kühle Luft, Kältegefühl der Extremitäten und im Rücken, ev. Gänsehaut. Nervosität, Gereiztheit und Schweregefühl im Kopf. Allgemeine Überempfindlichkeit, überempfindlich gegen Geräusche und äußere Reize. In der Nacht schlechter, findet in keiner Lage Ruhe.

Magenbeschwerden – infolge kalter Getränke und Abkühlung nach Erhitztsein.

Ähnliche Mittel: Hypericum, Arnika, Symphytum, Bellis perennis, Chamomilla

14 Camphora

Kampfer, ein wichtiges Kreislaufmittel. Meistens ist der paradoxe Zustand zu beobachten, daß dem Patienten eiskalt ist, er aber nicht gern warm zugedeckt werden will. Je mehr er friert, desto mehr will er sich entblößen. Dann Wechsel zwischen Frösteln und Hitzegefühl, während er sich zudecken will – ein schwieriger Patient, dem man nichts recht machen kann.

Hauptwirkbereiche im Akutfall
Kreislaufkollaps, Schock – z. B. infolge Verletzung: akuter Kräfteverfall mit starkem Kältegefühl am ganzen Körper, kleiner, schwacher Puls, Beklemmung in der Brust, Hände eiskalt, ev. bläulich, Gesicht blaß, ängstlich, eingefallen; kalte, spitze Nase, am Körper ev. mit kaltem Schweiß. Schwindel mit dem Gefühl, sterben zu müssen.
Erkältung, Grippe und Fieber – zu Beginn dumpfe oder klopfende Kopfschmerzen mit Fließschnupfen und/oder Verstopfung der Nase, Niesen, trockener, kurzer Husten, ev. mit Kurzatmigkeit, „rheumatische" Gelenkschmerzen mit Steifheit bei jeder Bewegung, Kältegefühl und Eiseskälte der Extremitäten, große Schwäche, Herzangst. Brennen in der Harnröhre beim Urinieren. Kreislaufbeschwerden stehen im Vordergrund, mit großer Unruhe und ev. ängstlicher Verzagtheit.
Herzbeschwerden – mit Angst, Kältegefühl und Totenblässe.
Durchfall – z. B. in tropischen Ländern, im Erscheinungsbild wie Cholera, mit häufigen wäßrigen Entleerungen, ev. Brennen im Magen.

Ursachen für den Krankheitsbeginn: Kälte, Schreck, Kränkung, Sonne.
Besser durch Wärme, durch Schwitzen, beim Denken an die Beschwerden.
Schlechter durch Bewegung, Berührung, nachts.
Ähnliche Mittel: Veratrum, Carbo vegetabilis, Eupatorium perfol., Scilla, Phosphor, Cuprum, Pyrogenium, Arsenicum album

15 Cantharis

Das Gift dieses unangenehm riechenden Käfers, der sogenannten Spanischen Fliege, Lytta vesicatoria, ist für den Menschen schon in Hundertstelgramm-Dosen tödlich, wobei es vor allem auf die Harnorgane wirkt und der Tod durch Nierenversagen eintritt. Äußerlich wurde es schon seit Hippokrates als blasenziehendes Ableitungs- bzw. „Entgiftungsmittel" angewendet und ist bis in unsere Zeit als Cantharidenpflaster in Apotheken erhältlich. Als solches auf die Haut aufgebracht, erzeugt es bereits nach wenigen Stunden unter heftigem Brennen eine mit Sekret gefüllte Blase ähnlich einer Brandwunde zweiten Grades. Die Vergiftungserscheinungen weisen eindrucksvolle Analogien zu dem Arzneimittelbild der Homöopathie auf – brennende Beschwerden und große Heftigkeit der Krankheitserscheinungen.

Hauptwirkbereiche im Akutfall

Harnblasenschmerzen – mit unerträglichem Drang, Brennen und Schneiden ev. auch in der Nierengegend. Das Urinieren ist schmerzhaft, wobei oft nur wenige Tropfen bei heftigem Brennen abgehen. Dauernder Harndrang, wobei der Harn dunkel, ev. auch blutig sein kann. Heftige, schneidende oder brennende Schmerzen in der Harnblase mit unerträglichem Zusammenziehen, ev. Ausstrahlung in die Nieren oder in den Penis. Harn kann nur mit größter Mühe gehalten werden oder geht unwillkürlich ab, ev. auch Harnverhalten. Dabei ev. Übelkeit und Auftreibung des Bauches mit Leibschneiden und Durchfall. Brennen am After.

⊗ **Der Globi warnt:** Bei derartigen Beschwerden unbedingt Arzt konsultieren!

Verbrennungen, Verbrühungen – mit brennenden Schmerzen, ev. mit Blasenbildung und starker Rötung. Dabei starke Unruhe und Gefühl von allgemeiner Wundheit.
Hautausschläge, Hautreizungen – mit heftigen, brennenden Schmerzen, verursacht durch Scheuermittel oder hautreizende chemische Stoffe, durch Quallen, Spinnen, andere Gifttiere, Brennesseln oder bei Wiesengräserallergie. Viele kleine, stecknadelkopfgroße oder ausgedehntere rote Flecken, die rasch Blasen bilden und nicht durch kühle Umschläge gebessert werden. Auch bei allergischen Hautreizungen durch die unterschiedlichsten Ursachen.
Halsschmerzen – mit heftigem, meist brennendem Gefühl, schlechter beim Schlucken und Trinken von Flüssigkeiten, trotzdem Verlangen nach Getränken. Ev. sind auch Zunge und Mundschleimhaut mitbetroffen. Hals leuchtend rot. Auch Heiserkeit mit Brennen im Kehlkopf, trockener, bellender, krampfartiger Husten durch Kitzeln im Hals, mitunter stechende Schmerzen in der Brust beim Husten. Ev. Blutandrang zum Kopf mit Hitze und Kopfschmerzen.

Allgemeines: Paßt gut zu eher reizbaren und überempfindlichen Menschen, die unruhig und bewegungshungrig sind.
Besser durch mittlere Temperaturen, die Blasenbeschwerden werden besser durch äußere Wärmeanwendung.
Schlechter durch Berührung, Kaffee und in Ruhe.
Ähnliche Mittel: Aconitum, Apis, Belladonna, Phosphor, Rhus tox., Sulfur

16 Carbo vegetabilis

Die Holzkohle paßt besonders bei Akutzuständen älterer Menschen mit großer Schwäche und Hinfälligkeit.

> ⊗ **Der Globi warnt:** Akutzustände, die Carbo vegetabilis erfordern, sind höchst bedrohlich und erfordern sofortige ärztliche Hilfe. Trotz Besserung nach einer Anfangsgabe ist ärztliche Kontrolle unerläßlich!

Hauptwirkbereiche im Akutfall

Kreislaufkollaps – der akut auftritt, nachdem oft schon längere Zeit chronische Krankheiten bestanden haben. Extreme Schwäche mit Atembeklemmung, Verlangen nach Frischluft. Verlangen, ruhig zu liegen, Widerwille gegen Essen und Trinken, Kälte des Atems und der Extremitäten, ev. mit Auftreibung des Bauches und Durchfall verbunden. Haut blau, marmoriert mit erweiterten Venen, großes Frösteln und Einschlafen der Glieder. Will trotz Kältegefühl Luft zugefächelt haben, sich abdecken oder den Ventilator auf sich gerichtet haben. Gesicht eingefallen, blaß, kalt, ev. mit kaltem Schweiß.

Lebensmittelvergiftung – mit den oben beschriebenen Kreislaufbeschwerden, auch in gemilderter Form. Auslöser sind fettes Essen, Überessen oder Weinübergenuß. Auch bei an sich gesunden Menschen. Besserung durch Aufstoßen. Ev. mit Koliken im Bauch, Abgang übelriechender Blähungen erleichtert, auch mit Aufstoßen. Bauch sehr empfindlich gegen Druck oder Berührung.

Allgemeines: bei allen Zuständen sind Unruhe, Reizbarkeit, Angst und große Hinfälligkeit zu beobachten.
Ursachen für den Krankheitsbeginn: Anstrengung, Erkältung, Alkohol, Milch, fette Speisen.
Besser durch Zufächeln von Luft, kühles Zimmer, Aufstoßen, Blähungen.
Schlechter durch Wärme, aber auch Kälte, nachts.
Ähnliche Mittel: China, Camphora, Arsenicum album, Lycopodium, Veratrum

17 Causticum

Der Ätzkalk, eine spezielle Zubereitung Samuel Hahnemanns, des Begründers der Homöopathie, weist ein großes Wirkspektrum sowohl bei akuten als auch bei chronischen Krankheiten auf. Nachfolgende Akutbeschwerden zeichnen sich durch Wundheitsgefühl, Brennen, Rauheit und Gefühl von Lähmung aus.

Hauptwirkbereiche im Akutfall

Heiserkeit – mit oder ohne Schmerzen, oft bei Sängern oder Rednern. Wundheit, Trockenheit oder Rauheit, unabhängig vom Schlucken.

Halsschmerzen – mit dem Gefühl von Rauheit, Wundheit, Kratzen oder Brennen. Auch Kitzeln im Hals mit dem Verlangen, sich zu räuspern und mit Hustenreiz.

Husten – durch Kälte oder Wind, meist kombiniert mit Heiserkeit oder Halsweh. Kurzer, trockener, hoher Husten mit dem Gefühl von Brennen oder Wundheit in der Brust, besser durch einen Schluck Wasser. Schlechter meistens in der Nacht, ev. mit Atemnot.

Erkältung, Grippe und Fieber – mit den oben beschriebenen Symptomen wie Heiserkeit, Halsweh oder Husten. „Rheumatische" Gliederschmerzen mit Schwächegefühl und Spannung in den Muskeln oder Sehnen, Unruhe, Frösteln und Nachtschweiß.

Ischialgie – Rückenschmerzen, die nach unten in eines oder beide Beine ausstrahlen; mit dem Gefühl von Lahmheit oder Gefühllosigkeit, Verspannung oder Steifheit in der Kniekehle. Schwäche des Beines oder der Gelenke, Unsicherheit beim Gehen, kann nachts die Beine nicht ruhig halten. Ev. mit Schmerz oder Steifheit im unteren Rücken.

Blasenschwäche, Blasenbeschwerden – infolge Nässe und Kälte. Harnverlust beim Husten, Niesen und Lachen, ev. auch bei Grippe.

Gesichtslähmung – meist einseitig, durch kalten Wind oder im Rahmen eines „Schlaganfalles". Das Augenlid oder der Mundwinkel der betroffenen Seite hängen nach unten, das Gesicht wird asymmetrisch; meist schmerzlos.

Hautreizungen – bei Verbrennungen, Gifttierbissen oder Allergien. Wunde Schmerzen, wie verbrannt mit Rötung und Hitzegefühl.

Nervöse Beschwerden – infolge Aufregung, Ungerechtigkeit, Ärger oder Kränkung. Danach können unterschiedlichste körperliche Beschwerden folgen, zum Beispiel Kopfschmerzen, Herzklopfen oder Magendrücken. Menschen, die gerne alles hinunterschlucken.

Magenbeschwerden – durch Aufregung, Kummer oder Kränkung. Gefühl wie verbrannt, ev. mit Übelkeit.

Allgemeines: Paßt gut zu netten, mitfühlenden, sympathischen Menschen mit Neigung zu Glieder-, Gelenk- oder Rückenschmerzen.

Ursachen für den Krankheitsbeginn: Kälte, Ärger, Aufregungen.

Besser durch Wärme, Bettwärme, bei feuchtem Wetter.

Schlechter durch trockenen, kalten Wind, Autofahren, Kaffee, Übernächtigtsein.

Ähnliche Mittel: Phosphor, Gelsemium, Rhus tox., Aconitum, Sulfur, Ammonium muriat.

18 Chamomilla

Die echte Kamille hat in homöopathischer Zubereitung ein viel größeres und intensiveres Wirkspektrum als der weitverbreitete Tee. Besonders hervorzuheben ist die gute Schmerzlinderung durch Chamomilla, wobei der Patient offensichtlich überempfindlich gegen jeden Schmerz ist.

Hauptwirkbereiche im Akutfall

Zahn- und Gesichtsschmerzen – schlechter durch Essen, Trinken, Sprechen, mit Hitze oder Röte einer Wange. Wärme verschlechtert, Kälte kann bessern oder verschlechtern. Auch bei der Zahnung von Kleinkindern.

Bauchbeschwerden – durch Kaffee, Nikotin oder andere Genußmittel. Übelkeit, Brechreiz, Druck im Magen oder Bauchkneifen, Blähungen und Auftreibung des Bauches, was sich durch Wärmeanwendungen bessert. Ev. faulig stinkende Durchfälle, die auch gelb oder grün sein können. Bitterer oder saurer Mundgeschmack mit Ekel gegen alle

Speisen. Allgemein findet sich bei allen Beschwerden ausgesprochene Reizbarkeit und Unruhe, Weinen und Überempfindlichkeit gegen alle Eindrücke mit dem Bedürfnis nach Trost und Streicheleinheiten, wobei man es dem Kranken schwer recht machen kann.

Erkältung, Grippe und Fieber – mit Schnupfen, Beschwerden in Augen und Ohren, Husten durch Kitzeln in den Luftwegen, meist krampfartig und heftig. Ev. kombiniert mit Bauchbeschwerden (siehe oben). Glieder- und Gelenkschmerzen von ziehendem, reißendem Charakter, die zur Bewegung zwingen. Wechsel von Frösteln und Hitzegefühl mit Schweiß.

Ursachen für den Krankheitsbeginn: Kälte, Aufregung, Ärger, Kaffee.
Besser durch kalte oder säuerliche Getränke.
Schlechter durch Wärme (ausgenommen Bauchbeschwerden).
Ähnliche Mittel: Aconitum, Belladonna, Bryonia, Colocynthis, Plantago major

19 Chelidonium

Großes Schöllkraut, das verwandt ist mit den Mohngewächsen. Daher hat es manches gemeinsam mit Opium, beispielsweise den Gemütszustand im Fall von fieberhaften Erkrankungen: Geistesabwesenheit, Gleichgültigkeit, Verwirrtheit, traurige oder grundlos euphorische Stimmung und Angst.

Hauptwirkbereiche im Akutfall

Bauchbeschwerden – drückende, stechende, schneidende Schmerzen; Beschwerden, die meistens mit einer Schädigung der Leber zu tun haben, daher oft mit Gelbsucht kombiniert. Schmerzen im rechten Oberbauch, die in den Rücken oder zum rechten Schulterblatt ausstrahlen. Härte und Gespanntheit des Bauches mit Gluckern. Auch Magenbeschwerden mit Übelkeit, Würgen oder galligem Erbrechen, erleichtert durch warme Getränke. Bitterer oder pappiger Mundgeschmack. Meist weicher Stuhl, Durchfall oder seltener Verstopfung oder Stühle wie Schafkot.

Erkältung, Grippe und Fieber – oft kombiniert mit Bauchbeschwerden und Stuhlverstopfung. Im Hals Brennen und Rauheit, übler Mundgeruch. Blasses oder gelblich wirkendes Gesicht, ev. mit Gesichts- oder Kopfschmerzen, vorzugsweise rechts. Fließ- oder Stockschnupfen, Druck in den Augen und benebelter Kopf. Ev. Pulsieren in den Schläfen, Druck- oder wogendes Gefühl im Kopf, schlechter beim Schneuzen. Ev. Herzklopfen und Angst.

Kopfschmerzen – durch Überessen, Alkohol oder Leberschwäche, nach dem Mittagsschlaf. Meist rechtsseitig, ev. mit Tränenfluß, Berührungs- und Druckempfindlichkeit, besser durch Liegen.

Allgemeine Beschwerden eher auf der rechten Seite. Große Schwäche, Überempfindlichkeit, Reizbarkeit oder unverhältnismäßig depressive Stimmung.

Rückenschmerzen oder „Ischias" – infolge Überanstrengung, Heben und/oder Kälteeinwirkung. Heftige, ziehende Schmerzen im unteren Rücken, ev. mit Ausstrahlung in das Bein. Besser durch ein heißes Bad und Liegen. Ev. auch mit Schmerzen im Genick, zwischen den Schulterblättern oder auch nur dort.

Ursachen für den Krankheitsbeginn: körperliche Überanstrengung, Streß, Ärger, Überessen, fette Speisen, Alkohol, zuviel Genußmittel.
Besser durch ein heißes Bad, im warmen Zimmer oder Bett, nach dem Essen.
Schlechter durch Bewegung, frühmorgens, Tabakrauch, Genußmittel, kaltes, rauhes Wetter.
Ähnliche Mittel: Belladonna, Lycopodium, Bryonia, China, Ignatia, Opium

20 China

Die Tinktur des Chinarindenbaumes, der den Ausgangsstoff für unsere Malariamedikamente liefert, hat in der Homöopathie ein riesiges Wirkspektrum, speziell bei chronischen Krankheiten. Charakteristisch sind Schwäche, nervöse Überempfindlichkeit und Periodizität der Beschwerden, auch im Akutfall.

Hauptwirkbereiche im Akutfall
Bauchbeschwerden – Auftreibung des Bauches, Winde und mehr oder wenig heftige Schmerzen. Stuhl meist weich, mit Schleim oder Unverdautem. Ringe um die Augen, fahles, blasses oder gelbliches Gesicht, Übelkeit oder allgemeines Unwohlsein mit Schwitzen schon bei leichter Anstrengung. Kreislaufschwäche mit Schwindel, Störungen der Wärmeregulation und Überempfindlichkeit der Haut.
Kopfschmerzen – mit Blässe, klopfende, ziehende oder berstende Schmerzen, schlimmer bei jeder Berührung und durch äußere Eindrücke, Luftzug oder Anstrengung. Ev. mit Ohrensausen, Herzklopfen, Schwindel und Schweißausbrüchen kombiniert.
Erkältung, Grippe und Fieber – oft kombiniert mit Bauchbeschwerden (siehe oben). Fieber wechselhaft, oft periodisch, Frösteln durch Abdecken, mit Empfindlichkeit der Haut gegen Berührung oder Kälte. Schwellung der Drüsen, Sausen oder Klingeln in den Ohren, Schwindel beim Bewegen. Niesen, Fließschnupfen und meist dumpfe, berstende oder klopfende Kopfschmerzen.

Ursachen für den Krankheitsbeginn: Kälte, übertriebener Teegenuß, Überessen, Obst.
Besser durch Druck, Zusammenkrümmen, im Freien, durch Wärme.
Schlechter durch Obst, leichteste Berührung, Luftzug, Säfteverlust, nach dem Essen.
Ähnliche Mittel: Lycopodium, Sulfur, Chelidonium, Chamomilla

21 Chloralum

Chloralhydrat. Die Lösung dieser aggressiven Kohlenwasserstoffverbindung bewirkt bei Einatmung entsetzliche Reizzustände der Schleimhäute mit erstickendem Husten, Kopfschmerzen, Herzlähmung und Bewußtlosigkeit. Bei allen Krankheitszuständen ist große Unruhe und Heftigkeit zu beobachten.

Hauptwirkbereiche im Akutfall
Schnupfen und Heuschnupfen – rinnende Nase mit viel Niesen, gleichzeitig Gefühl von Verstopfung, rote Augen, ev. Jucken der inneren Augenwinkel und der Lidränder, ev. mit Brennen und reichlichen Tränen. Zusätzlich ev. Kopfschmerzen (siehe unten).

Atembeschwerden – meist in Verbindung mit Schnupfen: Beklemmung der Brust, Erstik-kungsgefühl, vor allem nachts, mit heftigem Durst, Beklemmungsgefühl in der Magen-grube, Herzklopfen und Hitzegefühl, vor allem im Gesicht.

Kopfschmerzen – vor allem morgens, in der Stirn oder im Hinterkopf, schlechter bei Be-wegung, besser im Freien, ev. mit Brennen der Augen und Sehschwäche.

Nesselausschlag – durch verschiedenste Ursachen (z. B. Speisen wie Erdbeeren, alkoho-lische Getränke, durch Sonne oder nach dem Baden), große rote Flecken oder diffuse Röte mit starkem Jucken und Hitzegefühl.

Besser durch frische Luft oder Zufächeln von Luft.
Schlechter durch Liegen, abends und nachts.
Ähnliche Mittel: Ammonium muriat., Belladonna, Gelsemium, Carbo vegetabilis, Urti-ca urens

22 Colocynthis

Citrullus colocynthis, die Bittergurke, aus der Türkei stammende Giftpflanze, die unse-ren Zucchini ähnelt. Paßt gut bei leicht reizbaren, ungeduldigen Personen, die ihre Be-schwerden eher auf der rechten Seite bekommen und im Krankheitsfall schwierige Pa-tienten sind.

Hauptwirkbereiche im Akutfall

Bauchschmerzen – die den Patienten dazu zwingen, sich zusammenzukrümmen oder hin und her zu winden, was minimal bessert. Krämpfe und Koliken, wobei auch Druck und Wärme (Thermophor) lindern. Die Schmerzen können allein oder in Verbindung mit Durchfall, Verstopfung oder Erbrechen auftreten und sind wellenartig bis unerträglich. Ev. bitterer Mundgeschmack und Übelkeit mit Frösteln.
Ursachen für den Krankheitsbeginn: Ärger, Aufregung, Kränkung oder Verdruß. Blä-hende Speisen, Sauerkraut, Obst.

⊗ **Der Globi warnt:** Bei nicht prompter Linderung unbedingt Arzt konsultieren, um nicht eine Blinddarmreizung zu übersehen!

Erkältung, Grippe und Fieber – mit Kopf- oder Bauchschmerzen, Schnupfen, Brennen der Augen, Gliederschmerzen und Zerschlagenheit. Kälte oder auch Hitzegefühl, meist oh-ne Durst, große Unruhe und Reizbarkeit bis Verzweiflung.

Kopfschmerzen – Nervenschmerzen im Kopf oder auch Gesicht, reißend, schießend, ev. mit Gesichtsschwellung. Ev. mit Übelkeit oder Erbrechen (Migräne). Schlechter durch Bewegung, Bücken, Kälte oder Zugluft, besser durch Druck oder Wärme.

Besser durch Wärme und Zusammenkrümmen.
Schlechter am Nachmittag und nachts.
Ähnliche Mittel: Bryonia, Chamomilla, Belladonna, Chelidonium, Nux vomica

23 Cocculus

Anamirta Cocculus, der Kockelskörnerstrauch, ist eine in Asien beheimatete, hochgiftige Schlingpflanze. Im Mittelalter und auch noch später dienten die zerstoßenen Früchte dieser Pflanze, in Form von kleinen Pillen, dem Fischfang. Bereits wenige Minuten nach dem Verzehr der Pillen wurden die Fische schwindlig und betäubt und konnten mit bloßer Hand gefangen werden. Das wirksame Nervengift, nämlich Pikrotoxin, bewirkt Schwindel, Übelkeit und Krämpfe bis hin zu epileptischen Anfällen und führt dosisabhängig auch beim Menschen zum Tod. Für die Anwendung in der Homöopathie sind als führende Symptome Schwindel und Übelkeit, die sich durch jede Bewegung verschlechtern, abzuleiten.

Hauptwirkbereiche im Akutfall

Beschwerden infolge Schlafdefizit – erstes Mittel für die Folgen von nächtlicher Ruhestörung, Nachtdienst, Zeitverschiebung oder Jetlag. Dumpfer Kopf, Sausen, Schwindel und Unfähigkeit, klar zu denken. Gefühl „wie daneben", wie gelähmt. Besser an der frischen Luft und durch Hinlegen. Ev. mit Kopfschmerzen, meist im Hinterkopf oder oben.

☺ **Der Globi empfiehlt:** Statt einem Kaffee helfen kurzes Hinlegen und Cocculus meist besser über das Tief hinweg.

Übelkeit – wie bei Reise- oder Seekrankheit: Schwäche, Schwindel und Brechreiz oder Erbrechen, elendes Gefühl im Magen, Aufstoßen, der Geruch von Speisen verschlechtert. Mundtrockenheit mit oder ohne Durst nach kalten Getränken. Magenverstimmung mit aufgetriebenem Bauch und ev. Schmerzen.
Schwindel und/oder Kreislaufbeschwerden – mit Übelkeit, Gefühl von Kopfleere und Zittern. Empfindlichkeit gegen äußere Einflüsse und ev. Angst oder leichtes Erschrecken. Herzklopfen, Schwäche und ev. Frösteln.
Nervöse Erschöpfung – infolge Schlafmangel, Überlernen, nervlicher Überanstrengung; infolge Schreck, meist länger anhaltendem Kummer, Sorgen oder Ärger. Gefühl von Leere, Verzweiflung und Handlungsunfähigkeit, obwohl die Situation geistig klar erfaßt werden kann. Gedächtnisschwäche und Konzentrationsstörung. Schlechter Schlaf, obwohl großes Schlafbedürfnis besteht. Ev. mit Schweißausbrüchen, Zittern und Schwäche der Glieder mit körperlicher Erschöpfung.
Rückenbeschwerden – Schwäche, Steifheit und/oder Schmerzen im Rücken, meist infolge von nervlicher und/oder körperlicher Überanstrengung oder Schlafmangel. Gefühl von Eingeschlafensein der Hände oder Füße, ev. auch mit lokalem Kältegefühl kombiniert.

Ursachen für den Krankheitsbeginn: Auto-, Lift-, Bus-, Bootfahren, Fliegen, Höhenunterschied, zu wenig Schlaf, nervliche Überanstrengung, Tabakrauch oder überfülltes Zimmer.
Besser durch Ruhe, Sitzen, Liegen, Frischluft.
Schlechter durch Tabakrauch, Fahren, Erschütterung, Essen.
Ähnliche Mittel: Tabacum, Acidum phos., Pulsatilla, Ignatia, Arsenicum album

24 Cuprum

Cuprum metallicum, das Kupfer, ist überall dort angezeigt, wo krampfartige Beschwerden vorliegen.

Hauptwirkbereiche im Akutfall
Schluckauf – der nicht abklingen will, ohne ersichtliche Ursache, ev. mit Aufstoßen von Speisen oder vermehrtem Speichelfluß. Verlangen nach kühlen Getränken und Erleichterung durch sie.

Magen- oder Bauchkrämpfe – mit verstärktem Speichelfluß, Übelkeit, Aufstoßen oder Schluckauf. Krampfartiges, periodisches Erbrechen von Wasser, Galle oder Schleim, süßer oder metallischer Mundgeschmack und Empfindlichkeit des Bauches gegen Berührung. Verstopfung oder Durchfall sind ebenfalls möglich, meist mit Frösteln und großer Schwäche, heftigem Durst und kaltem Schweiß.
Ursachen für den Krankheitsbeginn: verdorbene Nahrung oder Wasser.

Husten – krampfartig, ev. mit Heiserkeit kombiniert. Trockener, krampfhafter, oft den Atem raubender Husten, der nicht enden will. Bei Beginn einer Erkältung, wenn diese gleich mit Husten beginnt und der Schnupfen im Hintergrund steht. Ev. mit Enge der Brust und krampfhaftem Zusammenziehen der Rippen, schlechter beim Gehen oder bei Anstrengung.

Besser durch Trinken von kaltem Wasser, beim Schwitzen.
Schlechter durch Berührung, Druck, Schreck, nachts, durch Hitze.
Ähnliche Mittel: Belladonna, Camphora, China, Chamomilla, Nux vomica

25 Drosera

Drosera rotundifolia, der rundblättrige Sonnentau, eine fleischfressende Sumpfpflanze. Sie wurde zur Zeit von Samuel Hahnemann als Hauptmittel gegen Keuchhusten eingesetzt.

> ⊗ **Der Globi warnt:** Keuchhusten oder ähnlich starken Husten nie ohne ärztliche Betreuung selbst behandeln!

Hauptwirkbereiche im Akutfall
Husten – ähnlich einem Keuchhusten, aber auch jeder krampfartige, anfallsweise, bellende Husten. Anfangs trocken, ausgelöst durch Kitzeln in den Atemwegen oder Rauheit im Rachen. Ev. tief von unten kommend mit Brustschmerzen. Schlechter in der Nacht und nach Mitternacht; schlechter beim Hinlegen, durch Tabakrauch oder in Zimmerluft. Husten und Niesen schmerzhaft, wobei die Brust oder der Bauch oft gehalten werden müssen. Nach einigen Tagen Brechreiz oder Erbrechen von Schleim. Schleim kann nur mit Würgen oder Erbrechen hochgebracht werden.

Heiserkeit – meist mit rauhem, kratzendem und trockenem Gefühl im Rachen. Schlechter durch Sprechen, ev. Gefühl von einer kitzelnden Feder oder von Krümeln im Hals. Ev. mit Schnupfen bei beginnender Erkältung.

Erkältung, Grippe und Fieber – dabei Frösteln mit heißem Gesicht und kalten Händen, ohne Durst, Verlangen nach Bettwärme, aber kühler Luft, dabei Heiserkeit und Husten (siehe oben). Besser im Freien, schlechter durch Wärme, warme Getränke, nachts, beim Hinlegen.

Ähnliche Mittel: Nux vomica, Sulfur, Belladonna, Cuprum, Ipecacuanha, Pulsatilla

26 Dulcamara

Solanum dulcamara, der bittersüße Nachtschatten. Charakteristisch für den Gebrauch ist der Auslöser der Beschwerden durch feuchte Kälte, Kaltwerden der Füße (z. B. beim Fischen) oder Durchnässung. Oft ist beim Patienten eine mehr bittere als süße Stimmung anzutreffen.

Hauptwirkbereiche im Akutfall
Erkältung, Grippe und Fieber – Schnupfen mit Verstopfungsgefühl und/oder wäßriger Absonderung, besser in geschlossenen Räumen, Niesen, Schwellung der Augen. Drückende Kopfschmerzen, meist in der Stirn, besser im Liegen, ev. mit Schwindel. Frösteln, eiskalte Füße und/oder Hände und Verlangen nach Wärme. Steifheit im Nacken, Gelenkschmerzen wie Rheuma. Ev. dabei Durchfall, Bauch- oder Blasenbeschwerden. Nach einigen Stunden Fieberanstieg mit Schwäche, wobei Ruhe unangenehm empfunden wird und Bewegen erleichtert. Ev. Beklemmung in der Brust und Husten mit Heiserkeit.
Ohrenschmerzen – durch Unterkühlung oder Durchnässung, oft in der Nacht beginnend. Schneidende Schmerzen in den Ohren, besser durch Wärmeanwendungen und Ablenkung sowie Herumgehen.
Übelkeit – nach Kälteeinwirkung, mit Druck in der Magengegend oder Bauchgrimmen; Magenbeschwerden, Gefühl, als würde Durchfall kommen; nach einigen Stunden ev. mit schwächendem, wäßrigem Durchfall.
Gliederschmerzen – nach Unterkühlung oder Durchnässung. „Rheumatische" Beschwerden in allen Gliedern, vor allem am Oberarm, Nacken, Rücken und Oberschenkel. Kältegefühl, Schwere und Steifigkeit der betroffenen Gließmaßen, schlechter in Ruhe oder nachts. Ev. Gefühl von Lahmheit oder Schwellung einzelner Gelenke. Große Unbehaglichkeit und Unruhe.

Ursachen für den Krankheitsbeginn: feuchtes, regnerisches Wetter, Unterkühlung und Nässe, meist bei Abkühlung nach heißen Sommertagen, Baden im kalten Wasser.
Allgemeine Begleiterscheinungen: Unruhe, Ungeduld, mißmutige, schlechtgelaunte oder streitsüchtige Stimmung.
Besser durch Wärmeanwendungen, Bewegung.
Schlechter durch Kälte, nachts.
Ähnliche Mittel: Rhus tox., Belladonna, Pulsatilla, Sulfur, Causticum

27 Eupatorium perfoliatum

Der aus Nordamerika stammende Wasserhanf, ein Mittel für die schwere Hals- und Brustgrippe.

Hauptwirkbereiche im Akutfall
Schnupfen – mit rinnender Nase, häufig Niesen und reichlicher Absonderung. Oft am Beginn von Erkältung, Grippe und Fieber, wobei sich zum Schnupfen Frösteln, Zerschlagenheitsgefühl in den Knochen, intensive Rückenschmerzen und Gliederreißen dazugesellen. Durch den Schnupfen wunde Nasenlöcher und/oder Mundwinkel.
Heiserkeit und Husten – mit wundem Gefühl in der Brust, so daß man beim Husten die Brust halten muß; Husten ist schlechter beim Liegen auf dem Rücken. Ev. pulsierende Kopfschmerzen, besser in Ruhe, kann beim Liegen den Kopf nicht heben. Oft mit Verstopfung einhergehend, Durst im Fieber nach kühlen Getränken. Ev. Übelkeit und Magendruck. Oft auffallende Ungeduld, übertriebene Besorgnis betreffend seiner Krankheit und Unruhe des ansonsten robusten Patienten.

Ursachen für den Krankheitsbeginn: Erkältung, Wetterwechsel, Überanstrengung.
Besser durch Ruhe, Liegen, abgedunkeltes Zimmer, Schwitzen erleichtert.
Schlechter nachts.
Ähnliche Mittel: Bryonia, Aconitum, Arnika, Chelidonium, Symphytum, Causticum

28 Eupatorium purpureum

Der in Nordamerika heimische rote Wasserhanf mit überwiegender Wirkung auf die Schleimhäute von Hals, Magen und Harnblase.

Hauptwirkbereiche im Akutfall
Harnblasenbeschwerden – mit Zerschlagenheitsgefühl, wandernden Gliederschmerzen und starkem Frösteln. Häufiger Harndrang mit leichtem Brennen beim Wasserlassen, ev. mit dem Gefühl, die Harnröhre wäre verstopft. Oft als Auftakt oder am Beginn von **Erkältung, Grippe und Fieber** – Beginn mit Frösteln, besonders im Rücken, und Kopfschmerzen in der Stirn. Gleichzeitig meist rauhes Gefühl im Hals. Gliederschmerzen „wie zerschlagen", die vor allem in den Knochen empfunden werden. Rückenschmerzen im Kreuz und/oder weiter oben, die bis in den Hinterkopf ausstrahlen. Beim Fortschreiten der Krankheit Fieber mit großer Schwäche und Zittern, dabei Verstärkung der übrigen Beschwerden. Ev. leichte Übelkeit beim Kopfweh, schlechter nachmittags und abends.
Magenbeschwerden – mit Frösteln am Beginn einer Erkältung.

Ursachen für den Krankheitsbeginn: Folge von kalter Luft oder Unterkühlung, Überanstrengung.
Nicht unbedingt besser durch Wärme, ev. besser durch warme Getränke.
Schlechter nachmittags und abends, durch Kälte oder in kalter Luft.
Ähnliche Mittel: Eupatorium perfol., Arnika, Acidum phos., Dulcamara, Vincetoxicum

29 Euphrasia

Der Augentrost hat als Hausmittel, meist als Tee äußerlich angewendet, wohltuende Wirkung bei Augenentzündungen. Die homöopathisch potenzierte Pflanze, in Form von Globuli eingenommen, wirkt unvergleichlich vielseitiger als der Tee.

Hauptwirkbereiche im Akutfall

Augenbeschwerden – Tränenfluß, Rötung der Augen, brennendes Gefühl der Lider oder des ganzen Auges und Rinnen der Nase. Ohne ersichtliche Ursache, durch Luftzug, Wind oder Pollen ausgelöst. Dabei Hitze im Gesicht und Bedürfnis nach kühlen Umschlägen. Müdigkeit.

Erkältung – mit Beteiligung der Augen. Zu den oben genannten Beschwerden kann auch Frösteln oder Fieber mit Kopfschmerzen dazukommen.

Ursachen für den Krankheitsbeginn: Kälte, Wind, Luftzug, Augenüberanstrengung, Bildschirmarbeit.
Augenbeschwerden werden schlechter durch Wärmeanwendungen, Licht, Zugluft.
Ähnliche Mittel: Scilla, Arsenicum album, Sabadilla, Gelsemium, Ruta

> ☺ **Der Globi empfiehlt:** Augenbeschwerden immer fachärztlich kontrollieren lassen, da hinter unscheinbaren Anfangssymptomen ernste Störungen verborgen sein können!

30 Ferrum phosphoricum

Ferriphosphat. Paßt besonders gut zu eher mageren, sensiblen, kälteempfindlichen, zu Blutarmut neigenden Personen.

Hauptwirkbereiche im Akutfall

Fieber – ohne ersichtliche Ursache, mit meist plötzlichem Beginn und raschem Fieberanstieg, das sehr hoch steigen kann, ev. bis 41 Grad Celsius, am Anfang ohne jegliche Beschwerden oder Schmerzen. Der Patient fühlt sich nicht krank, hat anfangs auch kein Bedürfnis, ins Bett zu gehen; erst nach ein oder zwei Tagen kommen allgemeine Schwäche oder Beschwerden dazu.

Erkältung und Grippe – mit meist plötzlichem Beginn und raschem Fieberanstieg. Trockenes Gefühl in Mund und Hals, dann Halsschmerzen mit Röte im Hals, Hitze- und/oder Wundheitsgefühl und Anschwellen der Mandeln. Pulsierende oder drückende Kopfschmerzen mit dem Gefühl, das Blut steigt in den Kopf hinauf, ev. auch Nasenbluten mit gerötetem Gesicht. Dabei ev. Schnupfen mit blutigem Schleim sowie Röte und Brennen der Augen. Ev. mit Glieder- oder Rückenschmerzen oder Husten kombiniert.

Kopfschmerzen – ohne ersichtlichen Grund oder durch Sonnenhitze. Verschiedenartigste Schmerzen, meist drückend oder pulsierend in der Stirn oder oben im Kopf, Hitze und Röte im Gesicht und Besserung durch kalte Umschläge.

Kreislaufbeschwerden – Schwindel beim Aufstehen vom Sitzen, wie betrunken, ev. mit leichtem Ohrensausen; schlechter beim Bewegen des Kopfes.

Durchfall – oft ohne ersichtlichen Grund mit plötzlichem Beginn eines wäßrigen, heftigen Durchfalls, der nicht schmerzt. Kommt bevorzugt im Sommer oder nach Genuß von Obst vor, ev. mit Magenschmerzen.

Ursachen für den Krankheitsbeginn: plötzliche Abkühlung, körperliche Überanstrengung.
Besser durch kühle Umschläge am Kopf oder an Stellen, wo es schmerzt, wobei allgemein Wärme, auch Bettwärme, guttut.
Schlechter durch Bewegung, Berührung und Erschütterung, allgemeine Kälte, nachts.
Ähnliche Mittel: Belladonna, Aconitum, Bryonia, China, Arsenicum album, Phosphor

31 Gelsemium

Der in tropischen Ländern heimische immergrüne, giftige, gelbe Jasmin. Paßt besonders bei sensiblen, hektischen, erregbaren, überempfindlichen Menschen, die vor besonderen Ereignissen „in Streß" kommen.

Hauptwirkbereiche im Akutfall

Nervosität und „Lampenfieber" – erstes Mittel bei Prüfungsangst, innerer Ruhelosigkeit und Gefühl von Zittern, ev. Schweißausbrüchen oder Unruhe in der Magengegend oder im Bauch, ev. auch Durchfall.

Erkältung, Grippe und Fieber – die mit Mattigkeit, Frösteln und Schwäche langsam beginnen, oft mit Fließschnupfen und Kopfschmerzen (siehe dort) kombiniert. Bedürfnis, sich hinzulegen, bleischwere Glieder, Verlangsamung im Denken und Lähmungsgefühl der Muskulatur. Ev. Kribbeln, Kälte oder Taubheit der Glieder. Kälte der Extremitäten bei Hitze des Kopfes. Kein Durst beim Fieber, Appetit kann vorhanden sein. Schlechter Mundgeschmack, belegte, dicke Zunge. Gesicht gerötet, ev. häufiger Harndrang oder Beklemmungsgefühl in der Brust. Erweiterte Pupillen und Schweregefühl der Augenlider, der Patient wirkt und reagiert bei hohem Fieber wie betrunken.

Husten – am Beginn einer Grippe. Röte des Gesichts mit Völlegefühl in der Brust, dabei trockener Husten, ausgelöst durch Kratzen in den Atemwegen, allgemeine Zerschlagenheit. Vermehrter Harndrang nach dem Husten.

Kopfschmerzen – verschiedenster Art und Lokalisation, meist in der Stirn oder im Hinterkopf beginnend. Oft mit Steifigkeit oder Schmerzen im Genick und Ausstrahlung der Beschwerden zur Stirn oder bis zu den Augen. Ev. Sehstörungen oder Augenflimmern vor oder während der Kopfschmerzen wie bei Migräne. Empfindlichkeit gegen Berührung, braucht beim Liegen ein Kissen. Schweregefühl der Augenlider, ev. Röte der Augen.

Ursachen für den Krankheitsbeginn: Aufregungen, Kummer, Prüfungsangst oder Schreck, schwüles, heißes oder naßkaltes Wetter, körperliche Anstrengung.
Besser durch frische Luft, Ruhe, Ablenkung.
Schlechter morgens, durch Kälte, Tabakrauch, durch Bewegung.
Ähnliche Mittel: Bryonia, Ignatia, Ipecacuanha, Aconitum, Belladonna, Vincetoxicum

32 Glonoinum

Nitroglycerin – wurde von Constantin Hering, einem Homöopathen der alten amerikanischen Schule, in die Homöopathie eingeführt und danach von den Schulmedizinern als Herzmittel übernommen.

Hauptwirkbereiche im Akutfall

Kopfschmerzen – ausgelöst durch Sonne oder Hitze, ev. auch ohne Ursache oder durch Erschütterung oder Verletzung. Anfangs Röte des Gesichtes, heftiges Klopfen oder Pulsieren mit dem Gefühl von Blutandrang oder Vergrößerung des Kopfes. Schmerzen schlechter durch jede Bewegung, meist nicht besser durch Liegen, am ehesten erträglich durch kühle Umschläge und Halten des Kopfes. Gefühl von Verwirrung mit Schwindel, besonders beim Bücken und Aufrichten. Ev. auch mit Übelkeit, flauem Gefühl in der Magengrube oder schlechtem Mundgeschmack.

Sonnenbrand oder Sonnenstich – mit den oben beschriebenen Kopfschmerzen. Übelkeit, elendes Gefühl und große Schwäche, Unruhe und Reizbarkeit, Röte und Hitze der Haut, ev. mit Schweiß. Beschleunigter Puls und ev. Brustbeklemmung (siehe unten).

⊗ **Der Globi warnt:** Bei Sonnenstich trotz homöopathischer Erster Hilfe Arzt aufsuchen!

Brustbeklemmung – durch Sonne oder Hitze, mit Zusammenschnüren in der Brust oder am Herzen, ev. heftiges Herzklopfen bis in den Kopf, schlechter beim Liegen auf der linken Seite, besser beim Liegen auf der rechten Seite.

Ursachen für den Krankheitsbeginn: Sonne oder Hitze, Überhitzung.
Allgemeine Erscheinungen: Bei allen Beschwerden sind pulsierende Empfindungen vorhanden (z. B. bei Kopf-, Zahn- oder Ohrenschmerzen, am Herzen, ev. am ganzen Körper). Besonders passend bei vollblütigen, empfindlichen, nervösen Menschen.
Besser durch kalte Umschläge, Schwitzen.
Schlechter durch Hitze oder Sonne.
Ähnliche Mittel: Belladonna, Ferrum phos., Gelsemium, Opium, Aconitum, China

33 Hypericum

Das Johanneskraut, ein Heidegewächs, hat große Beziehung zum Nervensystem und entwickelt in der homöopathischen Zubereitung erheblich stärkere Schmerzstillung als das allseits bekannte, bei Nervenschmerzen äußerlich angewendete Johanniskrautöl. Paßt gut zu sensiblen, nervösen, schmerzempfindlichen Personen.

Hauptwirkbereiche im Akutfall

Gequetschte Finger oder Fingerspitzen – zum Beispiel in der Tür, durch einen Schlag mit dem Hammer auf den Finger oder Verletzungen durch Quetschung an besonders empfindlichen Stellen (Finger, Zehen, Nägel). Betroffene Stelle schmerzend, äußerst empfindlich gegen Berührung, ev. mit Blauverfärbung oder Schwellung, besser durch Kälte oder Eintauchen in kaltes Wasser.

☺ **Der Globi empfiehlt:** Bei Bluterguß unter dem Nagel trotz homöopathischer Mitteleinnahme gleich ärztliche Hilfe aufsuchen!

Blutung von Hämorrhoiden – ohne ersichtliche Ursache oder durch harten Stuhl mit Schmerz, Empfindlichkeit, ev. Gefühl von Wundheit oder Splittern. Äußerliche Anwendung von kalten Kamillenteebauschen bringt zusätzlich Linderung.

Sturz auf den Rücken – mit nachfolgenden Schmerzen, großer Berührungsempfindlichkeit und Unfähigkeit, sich zu bewegen. Ev. mit Gefühllosigkeit von Armen oder Beinen und Kopfschmerzen.

☹ **Der Globi warnt:** Bei derartigen Verletzungen wegen der Gefahr von inneren Blutungen immer ärztliche Hilfe aufsuchen!

Zahnschmerzen – besser durch Liegen auf der betroffenen Seite, Wärme und Ruhe.

Kopf- oder Gesichtsschmerzen – unterschiedlichster Art, vor allem entlang von Nerven, wenn auch leichte Berührung verschlechtert, ev. mit begleitendem Kribbeln oder Taubheitsgefühl.

Allgemeine Begleiterscheinungen: Überempfindlichkeit gegen Schmerz, jede Berührung, oft auch gegen Trost, obwohl die Patienten gerne klagen.

Besser durch Ruhe, Wärme.

Schlechter durch Erschütterung, Berührung, Kälte.

Ähnliche Mittel: Ledum, Arnika, Calendula, Chamomilla, Bellis perennis, Ruta

34 Ignatia

Ignatiusbohne, heimisch auf den Philippinen. Paßt besonders bei empfindsamen, sensiblen, etwas kapriziösen Frauen, die ihren Gemütszustand nicht gerne zeigen, Kränkungen hinunterschlucken und höchstens durch häufiges Seufzen auffallen.

Hauptwirkbereiche im Akutfall

Beschwerden durch Kränkung oder Gemütsbewegung – die sich körperlich unterschiedlichst äußern können: oft mit einem „Kloß" im Hals, Aufstoßen, Übelkeit, Herzklopfen, Ohnmachtsgefühl, Schweißausbruch oder Frösteln. Unterschiedlichste, oft widersprüchliche Zustände, die mitunter rasch wechseln. Nach einer seelischen Erschütterung gleich gegeben, werden nachfolgende Probleme oft wirkungsvoll abgefangen und das Verarbeiten des Kummers erleichtert.

Kreislaufbeschwerden, Herzklopfen, Ohnmachtsgefühl – ausgelöst durch Gemütserregungen; mit Zittern, Brustbeklemmung, Ameisenlaufen an Armen oder Beinen, ev. mit „hysterischen" Anwandlungen von Schreien oder Weinen und Ablehnen fremder Hilfe.

Akute Magenschmerzen, nervöse Verdauungsstörungen – infolge Gemütsbewegung. Schwäche- und Leeregefühl, kann durch Essen kleiner Portionen kurz gebessert werden. Gefühl eines Klumpens im Hals oder Oberbauch. Speichelfluß und Übelkeit. Abneigung gegen die meisten Speisen, am ehesten Verlangen nach Saurem oder nach ungesunden Dingen, von denen der Patient weiß, daß sie ihm nicht guttun.

Ursachen für den Krankheitsbeginn: Kummer, Kränkung, enttäuschte Liebe, Schreck, Ärger, Eifersucht.
Allgemein zu beobachten sind Beschwerden, die oft widersprüchlich sind, zum Beispiel Halsweh, das beim Schlucken von festen Speisen besser wird als beim Schlucken von Flüssigkeiten.
Besser durch Ruhe, Wärme, bei oder nach dem Essen kleiner Mengen, Alleinsein, Ablenkung, Abwechslung.
Schlechter durch Kaffee, Tabak, äußere Eindrücke.
Ähnliche Mittel: Chamomilla, Arsenicum album, Belladonna, Natrium muriat., Pulsatilla.

35 Influenzinum

Die Grippenosode. Nosoden sind eine Gruppe von Mitteln, welche aus Krankheitserregern, Krankheitsprodukten oder körpereigenen Substanzen gewonnen werden, in diesem Fall von Grippekranken. Die Erfahrung hat gezeigt, daß bei Vorliegen einer Grippeepidemie die vorbeugende Einnahme des Mittels (einmalig fünf Globuli) den Ausbruch der Krankheit abfangen kann. Es sollte aber nicht unkontrolliert oder öfter als einmal pro Saison eingenommen werden.

Hauptwirkbereich im Akutfall
Erkältung, Grippe und Fieber – vorbeugend oder ganz am Beginn, wenn gerade die allerersten Anzeichen einer Grippe spürbar werden, zum Beispiel leichtes Frösteln, Kopfdruck oder Abgeschlagenheit. Auch ev. bei Fließschnupfen mit Frösteln und Ziehen in den Gliedern. Die ähnlich wirkende Nosode Oscillococcinum C 200 passt besser als Anfangsmittel, wenn Gliederschmerzen und Zerschlagenheit fehlen.

Besser durch Wärme und Ruhe.
Ähnliche Mittel: Oscillococcinum, Quillaya, Vincetoxicum, Eupatorium purpur.

36 Ipecacuanha

Cephaelis ipecacuanha, die Brechwurzel. Menschen, die sich im Krankheitsfall meist zu mißmutigen, reizbaren und ungeduldigen Patienten verändern. Wenn einem alles „bis zum Hals steht" oder sich aufgrund von Ärger, Verdruß oder Überessen Beschwerden entwickeln, werden diese oft gut von der Brechwurzel beeinflußt.

Hauptwirkbereiche im Akutfall
Übelkeit und/oder Erbrechen – wobei die Ursachen unterschiedlichst sein können: üppige, schwer verdauliche Speisen, Überessen, Süßigkeiten, Eiscreme, aber auch Ärger oder

Verdruß. Mit Schwäche, Speichelfluß, schlaffem Gefühl im Magen, blassem Gesicht und blauen Ringen um die Augen, aber meist nicht belegter Zunge.

„Bauchgrippe" und Fieber – beginnend oder kombiniert mit Übelkeit und/oder Verdauungsstörungen. Dabei Knochenschmerzen, allgemeine Zerschlagenheit, Schnupfen, Halsweh oder Husten (siehe unten), der schnell schleimig wird.

Kopfschmerzen – durch Verdauungsstörungen, oft mit Übelkeit und/oder Erbrechen (siehe oben). Dabei oft Schwindel, eingefallene Augen, große Schwäche, aber in der Ruhe eher schlechter.

Husten – begleitet von Übelkeit, oft bei feuchtwarmem oder nebeligem Wetter auftretend. Anfangs rauher, trockener, anstrengender Husten, der durch ein Kitzeln im Hals ausgelöst und ev. von Kopfschmerzen begleitet wird. Erst später kommt es zum Rasseln in der Brust oder zur Schleimbildung.

Allgemeine Begleiterscheinungen: Durstlosigkeit bei den meisten Beschwerden, reine Zunge, bald nach Krankheitsbeginn Schleimabsonderungen.
Schlechter durch Kälte, feuchtes Wetter, Berührung.
Ähnliche Mittel: Nux vomica, Cuprum, Phosphor, China, Antimonium tartar.

37 Iris

Iris versicolor, die schillernde Schwertlilie, wirkt besonders auf die Drüsen und Schleimhäute des Verdauungstraktes. Nahezu alle Beschwerden sind durch Übelkeit und Erbrechen charakterisiert, auch die Kopf- oder Nervenschmerzen.

Hauptwirkbereiche im Akutfall

Kopfschmerzen, Migräne – Schmerzen mit Übelkeit, die meist von Leber-Galle-Störungen herrühren. Oft mit Sehstörungen beginnend, zum Beispiel Flimmern oder einem Schleier vor den Augen. Dann Kopfschmerzen ein- oder beidseitig an verschiedensten Stellen des Kopfes, meist rechtsseitig in der Stirn oder an den Schläfen. Speichelfluß, Übelkeit, Aufstoßen oder saures Erbrechen. Manchmal mit Völle, Blähungen und Verstopfung. Schwäche und Frösteln sowie Kälte der Arme und Beine. Kopfschmerzen sind besser durch leichte Bewegung und frische Luft.

Magenbeschwerden, Erbrechen – ohne ersichtliche Ursache, mit Übelkeit, saurem oder galligem Erbrechen mit Hitze des Kopfes, brennendem Gefühl im Mund und im gesamtem Verdauungstrakt; allgemeines Frösteln und große Erschöpfung.

Durchfall – mit Blähungen, schmerzlos mit Rumoren oder mit krampfartigen, stechenden Schmerzen im Oberbauch, die sich durch Zusammenkrümmen bessern. Wäßrige, brennende, ev. grüne Stühle, ev. kombiniert mit Magenbeschwerden oder Erbrechen (siehe oben). Brennen am After wie von Feuer und/oder Gefühl, als wäre der Darm herausgetreten. Auslöser unterschiedlich, oft durch Obst, auch im Sommer bei heißem Wetter.

Erkältung, Grippe und Fieber – beginnend mit Kopfschmerzen (siehe oben), Niesen, rinnender Nase, Halsweh in den Mandeln, das sich ev. bis in die Ohren erstreckt; zusammenschnürendes oder brennendes Gefühl im Hals und Rachen, das sich manchmal bis zum Magen hinunterzieht. Trinken kühler Flüssigkeiten bessert kurz. Manchmal auch mit Bauchschneiden und Durchfall. Trockener Kitzelhusten. Allgemeines Frösteln und Schwäche und/oder Gliederschmerzen.

Hüftschmerzen, Ischias – Schmerzen in der Hüfte, die bis in das Bein ausstrahlen, mehr links als rechts. Gefühl, als wäre die Hüfte ausgerenkt, oder ziehende, reißende oder brennende Schmerzen.

Allgemeines: Schwerpunkte sind Magensymptome mit saurem Erbrechen, Schmerzen von Nerven und große Schwäche, wobei die Leiden meistens abends oder nachts beginnen. Alles ist von Übelkeit und sauren, brennenden Schleimhäuten begleitet.
Besser durch Ablenkung und leichte Bewegung, außer die Bauchschmerzen.
Schlechter abends und nachts, durch Ruhe.
Ähnliche Mittel: Nux vomica, Ipecacuanha, Pulsatilla, Veratrum, Chelidonium, China

38 Lachesis

Das Gift der Buschmeisterschlange liefert durch die homöopathische Aufbereitung ein hervorragendes Heilmittel. Gut passend bei dynamischen, offenen, lebenslustigen Menschen, die gern mit anderen reden oder in Gesellschaft sind. Eher bei Frauen als bei Männern angezeigt.

Hauptwirkbereiche im Akutfall
Halsschmerzen – mit Trockenheit, dem Gefühl eines zusammengeschnürten Halses, eines Kloßes oder Druckgefühls im Hals. Schleimbildung im Hals, beim Schlucken strahlen die Beschwerden oft bis zu den Ohren aus. Mundgeruch, oft am Beginn einer Erkältung (siehe unten). Warme Getränke sind eher unangenehm, kühle lindern die Schluckbeschwerden, die nachts und morgens schlimmer werden.
Erkältung, Grippe und Fieber – mit Schnupfen, Halsschmerzen (siehe oben) und allgemeiner Schwäche, die sich rasch zu einer nicht mehr harmlosen Krankheit entwickeln können. Gelingt es durch die Anwendung von Lachesis nicht, die Verschlechterung der Beschwerden binnen Stunden zu hemmen, ist unbedingt ärztliche Hilfe beizuziehen. Das Fieber kann speziell nachts sehr hoch ansteigen, mit großer Schwäche, Herzklopfen und Kopfschmerzen; Schwindel beim Aufrichten, ev. Nasenbluten, reichlich Schweißbildung und Kältegefühl der Extremitäten.
„Schwere Beine" oder akute Krampfadernbeschwerden – bei Menschen, die ev. schon längere Zeit keine großen Beschwerden mit ihren Venen haben. Durch Hitze oder langes Stehen kommt es zu brennenden oder ziehenden Schmerzen in den Beinen, mehr links als rechts, Empfindlichkeit gegen jede geringste Berührung, Wärme oder Druck der Kleidung. Ev. mit Schwellung oder bläulicher Verfärbung der Haut.

Besser durch kühle Luft, kühle Getränke, Lösen der Kleidung.
Schlechter durch Berührung, Druck, nach dem Schlaf.
Ähnliche Mittel: Mercurius solub., Belladonna, Arsenicum album, Lycopodium, Phosphor, Causticum

39 Latrodectus

Das Gift der Schwarzen Witwe, einer tropischen Spinne, erzeugt heftige Herzschmerzen und schwere, meist tödlich endende Krankheitsbilder. Das homöopathische Mittel hat insbesondere für die wenn auch selten eintretende Situation seinen Platz in der Notfallapotheke, wo aus voller Gesundheit plötzlich heftigste Herzschmerzen auftreten. Wird die Apotheke auf Reisen oder im Urlaub mitgeführt, kann mit dem Medikament zumindest erste Hilfe geleistet werden.

Hauptwirkbereiche im Akutfall

Erkältung, Grippe und Fieber – mit diskreten oder auch stärkeren Herzbeschwerden, die in den linken Arm ausstrahlen. Heftiger Beginn mit Frieren und Kälte der Haut, Zerschlagenheit und Gelenkschmerzen.

Herzschmerzen, Angina pectoris – mit Ausstrahlung der Schmerzen in den linken Arm, oft bis in die linke Hand. Dabei ev. Kribbeln oder Taubheitsgefühl im Arm. Extreme Schwäche, Übelkeit, Atemnot, schneller Puls, Schweißausbruch, Kälte der Haut und Todesangst.

> ⊗ **Der Globi warnt:** Dieses Medikament gehört vor allem in die Hand des homöopathischen Arztes. Bei Herzschmerzen ist es selbstverständlich unerläßlich, ärztliche Hilfe anzufordern!

Ähnliche Mittel: Cactus, Veratrum, Arsenicum album, Lachesis

40 Ledum

Ledum palustre, der Sumpfporst. Paßt immer dann als erstes Mittel, wenn durch einen Stich irgendwelche Beschwerden ausgelöst werden.

Hauptwirkbereiche im Akutfall

Insektenstiche – wobei die Art des Insekts sekundär ist. Schmerzen, Rötung und ev. bläuliche Schwellung und das Bedürfnis nach kalten Umschlägen sind die häufigsten Anfangssymptome.

Stichverletzungen – die selbstverständlich einer Wundversorgung zugeführt werden müssen. Die Beschwerden lassen sich aber gut durch Ledum lindern: Schwellung, Schmerzen und Verschlechterung durch Druck oder Bewegung.

Akuter Gichtanfall – in einer Großzehe, diese schmerzt höllisch, wird durch Eisumschläge erträglich. Weißliche oder bläuliche Verfärbung der Haut mit Schwellung des Großzehengrundgelenks. Empfindlich gegen jede Berührung und Bewegung. Ledum ist vor allem dann angezeigt, wenn der Anfall durch Alkohol- oder Kaffeegenuß ausgelöst wurde.

Gelenkschmerzen – „rheumatischer" Art, durch Kälte oder Nässe ausgelöst, wenn die Beschwerden an den Füßen oder Beinen beginnen und sich nach oben ausbreiten.

Erkältung, Grippe und Fieber – mit Schnupfen und schmerzhaftem Gefühl in der Nase, Frösteln und Gelenkschmerzen (siehe oben). Ev. auch Hautjucken oder Ausschläge. Frösteln abwechselnd mit Hitze oder Schweiß, große Schwäche und Schlafbedürfnis.

Ursachen für den Krankheitsbeginn: Alkoholmißbrauch, Kaffeegenuß, Aufregung, Ärger, Kälte, Nässe, Wetterwechsel zu kaltem Wetter.
Besser durch kühle Umschläge.
Schlechter durch Wärmeanwendungen, obwohl die Patienten allgemein eher verfroren sind, nachts, in Bettwärme.
Ähnliche Mittel: Apis, Ruta, Bellis perennis, Arnika, Mercurius solub.

41 Lycopodium

Lycopodium clavatum, der Bärlapp. Lycopodium paßt zu eher verfrorenen, sensiblen und genauen Geistesarbeitern, die durch ihre sitzende Tätigkeit meist mit der Verdauung Probleme haben.

Hauptwirkbereiche im Akutfall

Bauchbeschwerden – meist mit Völlegefühl und eingeklemmten Blähungen, verursacht durch zu reichliches Essen, Süßigkeiten oder blähende Speisen. Erfolgloser Stuhldrang, meist Verstopfung. Auch bei Kindern mit aufgeblähtem Bauch, Nabelkoliken und schwergängigem Stuhl.

Gallenkolik – krampfartige Schmerzen im rechten Oberbauch, die ev. auch zum Rücken hin ausstrahlen. Gelbliche Gesichtsfarbe, Übelkeit und Brechreiz. Verschiedenartigste Bauchbeschwerden, Aufstoßen und oft lautes Rumoren im Bauch.

Halsschmerzen – die rechts beginnen und dann nach links ausstrahlen, mit Trockenheit ohne Durst, ev. besser durch warme Getränke. Schwellung der Mandeln und der Halsdrüsen.

Erkältung, Grippe und Fieber – oft beginnend mit Hals- und/oder Kopfschmerzen, Frösteln und Müdigkeit. Trockene Haut, wenig Durst, danach Schnupfen und verstärkte Halsbeschwerden – siehe oben.

Allgemeine Symptome: Die meisten Beschwerden sind rechtsseitig und schlechter am Nachmittag.
Bauchbeschwerden besser durch Wärmeanwendungen, warme Getränke, Bewegung.
Schlechter durch Hitze oder Sonne.
Ähnliche Mittel: Sulfur, Chelidonium, China, Nux vomica, Lachesis, Carbo vegetabilis

42 Magnesium phosphoricum

Magnesiumphosphat paßt zu krampfartigen oder blitzartig einschießenden Schmerzen, die sich durch Druck, Massieren und Wärme bessern.

Hauptwirkbereiche im Akutfall

Bauchschmerzen – im Bereich des Magens oder auch in anderen Regionen. Meist krampfartig, zusammenschnürend, einschießend und die Stelle wechselnd. Dabei lindern Zusammenkrümmen und feuchtwarme Kompressen. Aufstoßen oder Blähungen mit Völlegefühl; Herumgehen erleichtert, auch das Abgehen von Winden. Entweder Stuhlverstopfung oder auch Durchfall.

Ohrenschmerzen – nach Kälteeinwirkung, heftige Schmerzen, die sich durch Wärme und Druck bessern.

Tennisellbogen – Schreibkrampf oder ähnliche Beschwerden durch akute Überlastung oder Überbeanspruchung. Die ziehenden, ev. wie elektrische Schläge empfundenen Schmerzen reichen vom Ellbogen bis zur Hand, sind schlechter durch Heben von Gegenständen, besser durch Ruhe.

Wadenkrämpfe, Muskelkrämpfe, Muskelkater – nach Sport oder Überanstrengung, auch schmerzhaftes Zusammenziehen der Muskeln, besser durch Reiben, Massieren, Wärme oder warmes Duschen.

Erkältung, Grippe und Fieber – Schnupfen, Kopfweh und Frösteln, ev. kombiniert mit den oben beschriebenen Beschwerden wie Muskel- oder Gelenkbeschwerden, Ohren- oder Gesichtsschmerzen.

Ursachen für den Krankheitsbeginn: Überanstrengung, Kälte, Zugluft, Wind, Stehen im kalten Wasser.
Ähnliche Mittel: Chamomilla, Colocynthis, Cactus, Belladonna, Rhus tox.

43 Magnesium sulfuricum

Schwefelsaures Bittersalz wirkt vor allem auf den Verdauungstrakt, wobei die Beschwerden typischerweise unregelmäßig und mit Pausen auftreten. Dabei meistens verdrießliche oder gleichgültige Stimmung mit großer Mattigkeit sowie allgemeines Fröstelgefühl. Paßt gut zu eher behäbigen, normalerweise gemütlichen, eher verfrorenen Morgenmuffeln.

Hauptwirkbereiche im Akutfall

Bauchbeschwerden mit Durchfall – geräuschvolles Kollern und Gurgeln im Bauch mit mehr oder weniger starkem Drängen und Spannen kündigen eine nachfolgende imposante Entleerung an. Abgang von reichlich wäßrigem Durchfall, ev. vermischt mit geformtem Stuhl, in späteren Stadien auch mit Schleim oder Blut. Ev. heller oder gelb gefärbter, wäßriger Stuhl, wobei auffallend große Mengen abgehen können. Leichte Übelkeit mit bitterem oder schlechtem Mundgeschmack. Appetitlosigkeit oder Ekel vor dem Essen, ev. schon bei der Vorstellung von Speisen; meist Durst auf kühle Getränke. Ev. mit Sodbrennen, Erbrechen und Magendruck auftretend. Selten können die genannten Beschwerden auch mit Verstopfung statt Durchfall auftreten.
Ursachen für den Krankheitsbeginn: verdorbene Cremespeisen und Eis (denen man es meistens nicht anmerkt!), Eier oder Mayonnaise (ev. verseucht durch Salmonellen), Überessen, fette Speisen, Obst oder unreines Wasser.

Ischias und/oder Gliederschmerzen – „rheumatische", herumziehende Schmerzen eher in den Muskeln, am schlimmsten im Verlauf der Ischiasnerven, schlimmer nachts und in Ruhe, besser bei Bewegung. Dabei ev. ziehende Schmerzen in den Brustmuskeln, wie Muskelkater, ev. mit Herzklopfen bei Bewegung. Auslöser können Überanstrengung, Durchnässung oder Unterkühlung sein.

Erkältung, Grippe und Fieber – beginnend mit wundmachendem Schnupfen, rauhem Hals, besonders beim Schlucken, stechenden Schmerzen im Ohr und trockenem Husten. Leichtes Brennen in der Brust beim Husten. Anfangs Frösteln, dann Fieber und Schwäche mit oben angeführten Bauchbeschwerden und ev. Durchfall. Auch im Fieber überwiegt das Kältegefühl, vor allem nachts. Dabei Kopfschmerzen, Völlegefühl und Schwindel, schlechter morgens, besser in frischer Luft oder durch kühle Umschläge. Ev. mit Gliederschmerzen oder Ischiasschmerzen kombiniert (siehe oben).

Besser durch Ruhe, Wärme, Thermophor.
Schlechter durch extreme Temperaturen, Fahren im Auto.
Ähnliche Mittel: Podophyllum, China, Chelidonium, Colocynthis, Magnesium phos.

44 Mercurius solubilis

Mercurius solubilis, das von Samuel Hahnemann in die Homöopathie eingeführte Quecksilberpräparat, benannt nach Merkur, dem wankelmütigen Gott der Kaufleute, Diebe und Reisenden.

☺ **Der Globi empfiehlt:** Mercur ist meist nicht ein Mittel für den allerersten Anfang. Als ausgesprochen wichtiges Medikament für zahlreiche Krankheiten wird es auf ärztliche Verordnung hin oft benötigt und sollte deshalb in keiner Hausapotheke fehlen. So beweglich wie das Quecksilber ist auch der Merkurmensch: als Gesunder ein durchaus dynamischer, robuster Geschäftsmann oder Manager, der sich im Krankheitsfall leicht in einen ungeduldigen, mißmutigen, reizbaren und depressiven Quälgeist verwandelt.

Hauptwirkbereiche im Akutfall
Halsschmerzen – mit starken Schluckbeschwerden, wunden Stellen im Mund und Brennen im Hals, beim Schlucken ausstrahlend zu den Ohren; Mundgeruch, Speichelfluß, Heiserkeit, Durst nach kühlen Getränken. Meist mit Fieber und erheblichem allgemeinem Krankheitsgefühl.
Schnupfen, Heuschnupfen – mit starker wäßriger, ev. brennender Absonderung, anfallsweisem Niesen, Wundheit der Nasenlöcher und Verschlechterung in Zimmerwärme, Völlegefühl im Kopf.
Erkältung, Grippe und Fieber – oft mit Halsschmerzen (siehe oben), Kopfweh, Schnupfen, Augenentzündungen, Husten oder Bauchbeschwerden. Dabei abwechselnd Frösteln und Fieber. Schwitzen und große Unruhe, vor allem in der Nacht, tagsüber große Müdigkeit, Abgeschlagenheit und Schlafbedürfnis. „Rheumatische" Gliederschmerzen mit Schwäche und Zerschlagenheitsgefühl.

Ursachen für den Krankheitsbeginn: meistens geistige und/oder körperliche Überanstrengung, Kälte, Nässe, Exzesse und Genußmittelmißbrauch.
Besser durch Liegen auf der rechten Seite, Ablenkung, warme Umschläge.
Schlechter nachts und durch ziemlich alle äußeren Einflüsse, am erträglichsten sind mittlere Temperaturen und Ruhe.
Ähnliche Mittel: Phytolacca, Arsenicum album, Cantharis, Lachesis, Phosphor

45 Myristica

Der in Brasilien beheimatete Talgmuskatbaum hat große Wirkung bei beginnenden Eiterungsprozessen sowie zur Beschleunigung der Reifung von Abszessen, was dem Mittel zu dem Beinamen „homöopathisches Messer" verholfen hat.

⊗ **Der Globi warnt:** Entzündungen oder sich ausdehnende, schmerzhafte Mitesser im Gesicht niemals selbst behandeln oder daran herumdrücken!

Hauptwirkbereiche im Akutfall
Schmerzen bei eingewachsenen Nägeln, beginnende Nagelbettentzündungen – die ohne Grund oder nach Quetschung auftreten können. Mit Rötung, Schwellung und vermehrten Schmerzen bei Berührung oder Druck. Bei Entzündungen um die Fingernägel zunächst ziehende, drückende, dann klopfende Schmerzen, schlechter beim Hängenlassen der Arme und nachts. Ev. Ausstrahlen der Schmerzen in Richtung Körper.
Entzündungen der Haut – beginnende Eiterung bei Mitessern oder Verletzungen der Haut.

Besser durch kühle Umschläge, Ruhe.
Ähnliche Mittel: Calendula, Mercurius solub., Lachesis, Sulfur

46 Natrium muriaticum

Das gewöhnliche Kochsalz entwickelt durch die homöopathische Potenzierung umfassende Heilwirkungen. Sicherlich liegt der Einsatz des Mittels vorwiegend bei der Behandlung chronischer Krankheiten, welche dem homöopathischen Arzt vorbehalten bleibt, in gewissen Bereichen aber auch bei Akutkrankheiten. Paßt gut zu mageren, blassen, sensiblen, eher verschlossenen, ernsten und grüblerischen Menschen, die sich lange über die „versalzene Suppe des Lebens" Gedanken machen.

Hauptwirkbereiche im Akutfall
Kopfschmerzen – ausgelöst durch Sonnenbestrahlung, aber auch durch Kränkung oder Kummer. Anfangs drückende, dann klopfende bis hämmernde Schmerzen im Kopf, die mit Sehstörungen einhergehen können. Ev. dabei Übelkeit oder Erbrechen, Bedürfnis nach kühlen Umschlägen, Ruhe oder Liegen.
Sonnenbrand, Sonnenstich – mit Kopfschmerzen, Schwindel, Übelkeit und allgemeiner Schwäche. Auch bei Sonnenallergie neben Aconitum und Urtica urens zu versuchen.
Fieberblasen – Beim Entstehen von Fieberblasen kann das Mittel, zusammen mit der äußeren Anwendung von Propolistinktur, die Ausbreitung hemmen. Bei immer wiederkehrenden Fieberblasen hat nur eine umfassende homöopathische Behandlung mittels Erstgespräch Aussicht auf Erfolg.
Erkältung, Grippe und Fieber – beginnend mit Frösteln, Schnupfen und Kopfdruck. Tränenfluß beim Schnupfen, Schwäche, Ziehen in den Muskeln und depressive, ev. gereizte Stimmung. Will am liebsten allein sein. Nach einigen Stunden Fieberanstieg, Verstärkung der Beschwerden, ev. mit Herzklopfen, Halsweh und Husten, wobei der Kopf beim Husten schmerzt oder sich die Kopfschmerzen verschlimmern können.

Ursachen für den Krankheitsbeginn: Kränkung, Kummer, Enttäuschung, Sonnenbestrahlung, Kälte, Alkoholgenuß, Überanstrengung.
Besser durch Ruhe, im Liegen, nach dem Schwitzen.
Nicht unbedingt besser durch Anteilnahme, Trost oder Gesellschaft.
Schlechter durch extreme Temperaturen, Bewegung, Lärm, Anstrengung.
Ähnliche Mittel: Ignatia, Lycopodium, Bryonia, Sulfur, China, Arsenicum album

47 Nux vomica

Die in Asien und Indien verbreitete Brechnuß wirkt vor allem bei eher unruhigen, hektischen, verkrampften und reizbaren Menschen, die zur „Vollgasbranche" gehören – im Arbeiten, Leben und Genießen. Wird dem Körper alles zuviel, stellt er den „Rennfahrer" eine Zeitlang ruhig, bis er sich regeneriert hat. Der Patient leidet bei fast allen Beschwerden unter mehr oder weniger Übelkeit, Kreislaufschwäche und Überempfindlichkeit gegen äußere Einflüsse. Paßt zu Morgenmuffeln, eher zu Männern, Ignatia eher zu Frauen.

Hauptwirkbereiche im Akutfall

„Kater" – das erste Mittel, wenn es zuviel an Genußmitteln oder zu viel Genüsse hinter- oder durcheinander waren. Alkohol, Nikotin, Kaffee, Sex und Schlafmangel. Danach Übelkeit, Brechreiz oder Erbrechen, Kopfdruck, Schwindel. Mehr oder weniger große Schwäche bis hin zur Erschöpfung, z. B. bei einer Alkoholvergiftung.

Magen- und Oberbauchbeschwerden – im Volksmund oft als „Gastritis" bezeichnet. Der durch Überessen oder Genußmittel gestreßte Magen reagiert mit Sodbrennen, saurem oder bitterem Aufstoßen, Druckgefühl und/oder Krämpfen. Mehr oder weniger starke Übelkeit, Brechwürgen, Erbrechen, Schwitzen und Schwäche.

Bauchbeschwerden – ev. kombiniert mit den oben beschriebenen Magenbeschwerden oder auch allein in der mittleren oder unteren Bauchregion. Blähungen, Völle, Aufstoßen, ev. kolikartige Schmerzen mit Stuhldrang, meist aber auch Verstopfung. Ev. mit Hämorrhoiden oder Hämorrhoidalblutungen kombiniert (siehe unten).

Hämorrhoidalbeschwerden – plötzliches Auftreten von Schmerzen, Brennen, Stichen und ev. Bluten am After bei unregelmäßiger oder unvernünftiger Ernährungsweise, die oft mit Verstopfung einhergeht.

Kopfschmerzen – durch Übermaß an Genußmitteln, Ärger, Aufregung, Schlafmangel, Sonnenbestrahlung oder Verkühlung. Kopfdruck mit Schwindel, als ob sich alles drehen würde, Lichtempfindlichkeit und Überempfindlichkeit gegen alle äußeren Eindrücke wie Lärm, Licht oder Gerüche.

Schwindel, Reisekrankheit – mit Übelkeit und Schwäche, die sich zu massiven Beschwerden steigern können.

Erkältung, Grippe und Fieber – meist beginnend mit Schnupfen, wobei die Nase verstopft ist, am ärgsten im warmen Zimmer und nachts, Kopfdruck und Frösteln. Nachfolgend verschiedenartige Beschwerden (Halsweh, Husten, Bauchbeschwerden) kombiniert mit Fieber, wobei dem Patienten überwiegend kalt ist und er am Körper gern Wärme hat, dabei aber für die verstopfte Nase frische Luft.

Ursachen für den Krankheitsbeginn: Ärger, Aufregung, Kummer, ausufernde Lebensweise, Genußmittelüberkonsum und Schlafmangel.

Besser durch Wärme, Liegen, Ruhe, abends.
Schlechter durch Aufregungen, Ärger und Streß, durch fast alle äußeren Reize oder Einflüsse, Anstrengung, Bewegung, morgens.
Ähnliche Mittel: Bryonia, Sulfur, Mercurius solub., Phosphor, Lycopodium, Rhus tox.

48 Okoubaka

Die entgiftende Wirkung dieser tropischen Baumrinde erstreckt sich vor allem auf Beschwerden des Verdauungstraktes. Dabei sind diese nicht so dramatisch wie beispielsweise bei Arsen-, Podophyllum- oder Veratrumzuständen, so daß der Patient nicht unbedingt bettlägerig ist.

Hauptwirkbereiche im Akutfall
Bauchbeschwerden mit oder ohne Durchfall – mögliche Ursachen:
a) nach fettem, zu opulentem Essen
b) Ernährungsumstellung z. B. im Urlaub mit unbekömmlichem Fett oder ungewohnten Zutaten, schwer verdaulichem Obst oder Gemüse, Milchspeisen
c) Lebensmittelvergiftung, Genußmittelmißbrauch oder Arzneimittelnebenwirkungen
Zwicken oder Rumoren im Bauch, ev. Krämpfe und Durchfall. Übelkeit, Speichelfluß, ev. Brechreiz oder Erbrechen.

> ☹ **Der Globi warnt:** Bei Vergiftungen selbstverständlich ärztliche Hilfe in Anspruch nehmen (Notrufnummern der Vergiftungszentralen siehe im Kapitel „Vergiftungen" Teil II).

Nesselausschlag oder allergische Ekzeme – durch oben angeführte Ursachen, mit Verdauungsstörung. Jucken der Haut, ev. mit Brennen, und/oder fleckige oder flächige Hautrötungen.
Ähnliche Mittel: Nux vomica, China, Chelidonium, Magnesium sulf.

49 Opium

Der Schlafmohn gehört in seiner homöopathischen Anwendung vor allem in die Hand des Arztes, so daß hier nur wenige Hinweise gegeben werden.

> ☹ **Der Globi warnt:** Zum Opiumbild passende Beschwerden sind meistens ernst und erfordern ärztliche Konsultation!

Hauptwirkbereiche im Akutfall
Folgen von Schreck – Die sofortige Gabe von Opium hat den Vorteil gegenüber abwartendem Nichtstun, wodurch spätere Folgekrankheiten vermieden werden können. Hier paßt Opium eher zum benommenen, blassen, geistesabwesenden, Aconitum eher zum übererregten, geröteten, unruhigen Patienten. Es hilft auch bei Harnverhaltung oder unwillkürlichem Harnabgang, unwillkürlichem Stuhlabgang nach Schreck.

Ohnmacht – oder akuter Kreislaufkollaps durch Schreck oder Aufregung, ev. mit unwillkürlichem Harn- oder Stuhlabgang. Langsamer Atem, ev. mit Zucken der Arme, der Patient scheint schwer und tief zu schlafen.

Zittern oder Krämpfe – nach Schreck oder großer Gefühlserregung.

Verstopfung – ohne jeden Drang und mit großer Aufblähung des Bauches. Durch Lebensumstellung, auf Reisen, nach Schreck oder auch nach Abführmittelmißbrauch auftretend. Ev. mit Schwindel, Kopfweh, Übelkeit oder Erbrechen, dabei ist der Patient teilnahmslos gegenüber seiner Umgebung und auffallend unempfindlich gegenüber Schmerz oder gegenüber seinem Leiden.

Ursachen für den Krankheitsbeginn: Schreck, Aufregung.
Besser durch Kühle, frische Luft, Herumgehen.
Schlechter durch Hitze, Wärme, nachts, nach dem Schlaf.
Ähnliche Mittel: Aconitum, Belladonna, Veratrum, Gelsemium, Ignatia, Apis, Bryonia

50 Petroselinum

Die Petersilie

☺ **Der Globi empfiehlt:** Auf alle Fälle Gewürze, Petersilie, Kaffee und Genußmittel im Akutfall meiden und reichlich trinken!

Hauptwirkbereich im Akutfall

Reizung der Harnblase – ohne ersichtliche Ursache oder durch Erkältung. Beginnend mit Jucken in der Harnröhre, dann plötzlicher, unwiderstehlicher Harndrang. Muß sich beeilen, sonst geht der Urin unwillkürlich in die Hose. Häufiger Harndrang, dabei fast normale Menge und normales Aussehen des Harnes. Ev. mit leichten Schmerzen, nach dem Urinieren bleibt der Drang bestehen. Ev. dabei Juckreiz am After.

Besser durch warme Umschläge.
Schlechter durch Kälte oder Naßwerden.
Ähnliche Mittel: Eupatorium purpur., Cantharis, Natrium muriat., Pulsatilla

51 Phosphor

Dieses Mittel paßt gut zu sensiblen, feinnervigen, ängstlichen, aber auch leicht explosiven Menschen, die eher schlank sind und zu Kreislaufbeschwerden neigen. Krankheitsgefühl fast immer mit Schwäche, Ruhebedürfnis, Ängstlichkeit und dem Bedürfnis nach Zuwendung verbunden.

☺ **Der Globi empfiehlt:** Das bei Blutungen ebenso wichtige Arnika sollte eher vollblütigen Personen gegeben werden, Phosphor paßt mehr bei blassen, zarten, sensibleren Typen.

Hauptwirkbereiche im Akutfall

Nasenbluten – ohne Ursache, nach Aufprall, Stoß oder Verletzung oder als Begleiterscheinung bei einem Schnupfen.

Blutungen oder Bluterguß – nach Unfall oder Verletzung, Wunden, die übermäßig stark bluten, Blutung nach Zahnextraktion.

Kreislaufbeschwerden oder Ohnmacht – im überfüllten Zimmer, durch Schreck oder auch durch ungestillten Hunger. Bleiches, krankes Aussehen mit Ringen um die Augen, Schwindel und Schwächegefühl.

Magenbeschwerden – meist brennendes Gefühl, ev. nach dem Essen auftretend, dabei aber Heißhunger und Verlangen nach kalten Getränken. Mit Schwäche und Müdigkeit, besser nach Ruhe und Schlaf.

Durchfall – meist schmerzlos, unverdaute, flüssige Stühle, durch unreines Wasser, nicht mehr einwandfreie Nahrung, aber auch durch Schreck oder Aufregung verursacht. Dabei große allgemeine Schwäche, großer Durst nach kühlen Getränken, belegte Zunge.

Husten – plötzlich, hart, kurz, bellend, schmerzhaft, so daß man versucht, das Husten zu unterdrücken, schlechter in der Nacht oder durch Sprechen, ev. besser durch warme Getränke.

Erkältung, Grippe und Fieber – beginnend mit Schnupfen, Halsweh, Heiserkeit, Gliederschmerzen und Kopfdruck. Frösteln mit großer Zittrigkeit und Schwäche, die vor allem in der Brust empfunden wird. Danach trockener, quälender Husten (siehe oben) durch Kitzeln im Rachen, mehr in der kühlen Luft und beim Sprechen.

Ursachen für den Krankheitsbeginn: Erkältung, Schreck, Überanstrengung, Wetterwechsel.
Besser durch Wärme, kühle Getränke, saftige, frische Dinge wie Obst oder Juice, nach dem Essen, durch Zuspruch, Ruhe und Schlaf.
Schlechter beim Liegen auf der linken Seite, abends, vor Mitternacht, Kälte, Gemütsbewegungen, Alleinsein.
Ähnliche Mittel: Lachesis, Nux vomica, Pulsatilla, Arsenicum album, Scilla, Rhus tox.

52 Phytolacca

Phytolacca decandra, Kermesbeere. Die aus Nordamerika stammende, etwa zwei Meter hohe Staude trägt im Frühjahr rosarote Blütentrauben, aus denen sich im Spätsommer attraktive, schwarzviolette Früchte entwickeln. Bei uns kann man diese interessante Pflanze im Mittelmeerraum und wärmeren Zonen Mitteleuropas bewundern. Homöopathisch verwendet werden die tiefreichenden, giftigen Wurzeln.

Hauptwirkbereiche im Akutfall

Halsschmerzen – oft mit Trockenheits- oder Druckgefühl, belegter Zunge und dunkelrot gefärbtem Rachen. Im Hals rauhes, hitziges, kratzendes oder Kloßgefühl, schlechter beim Schlucken. Dabei ev. Ausstrahlen der Schmerzen zu den Ohren. Oft verbunden mit Schwellung der Mandeln oder Unterkieferdrüsen. Meist schon nach wenigen Stunden weiße oder waschlederartige Beläge auf den Mandeln. Häufig kombiniert mit Bauchbeschwerden. Zerschlagenheit, Schmerzen im Rücken und den Gelenken, Unruhe und Erschöpfung. Frösteln, Verlangen sich zu bewegen und ev. Stirnkopfschmerzen, Augenbrennen und Tränenfluß. Halsschmerzen besser durch kühle, schlechter durch warme Getränke.

Husten – trocken, krampfartig, ev. schmerzhaft. Schlechter nachts. Ev. als Auftakt zu **Erkältung, Grippe und Fieber** – mit den oben beschriebenen Halsschmerzen während des Krankheitsbeginns, mit allgemeinem Kältegefühl, dann Fieber mit großer Erschöpfung, wechselnd, oft sehr hoch, dabei Hitze abwechselnd mit Frösteln, Verlangen nach Ruhe, Zudecken und Wärme. Drückender Stirnkopfschmerz und Nackensteife oder Rückenschmerzen. Gelenkbeschwerden, eher der kleinen Gelenke (Finger-, Hand-, Fußgelenke etc.) oder Rückenschmerzen mit Steifigkeit.

Weibliche Brust – Folgen von Aufprall oder Stoß mit nachfolgenden Schmerzen oder „blauem Fleck".

Zahnschmerzen – mit dem Verlangen oder Besserung durch Zusammenbeißen der Zähne.

Ursachen für den Krankheitsbeginn: Durchnässung, Kälte, Zugluft, Regen, Wetterwechsel, Überanstrengung.
Allgemeines: Schwäche und Zerschlagenheitsgefühl bei Akutkrankheiten, Affinität zu Drüsen und Gelenken. Durst auf kühle Getränke. Stimmung niedergeschlagen, reizbar, unruhig; Überempfindlichkeit gegen Schmerzen.
Besser in mäßiger Wärme und bei Ruhe.
Schlechter in der Nacht und durch Bewegung.
Ähnliche Mittel: Belladonna, Bryonia, Rhus tox., Arum triphyllum, Eupatorium perfol., Vincetoxicum

53 Plantago major

Breitwegerich, dem bekannten Spitzwegerich verwandtes, ausdauerndes Kraut mit Wirkung auf Nervenschmerzen.

Hauptwirkbereiche im Akutfall

Erstes Mittel bei Zahnschmerz – ohne ersichtliche Ursache, in gesunden, aber auch in kariösen Zähnen. Mit dem Gefühl, der Zahn sei zu lang, schlimmer bei kalten oder warmen Getränken, kalter Luft, durch Berührung. Ev. vermehrter Speichelfluß; beim Essen und Daraufbeißen können die Schmerzen nachlassen. Ev. Ausstrahlen der Schmerzen zum Gesicht oder zu den Ohren. Allgemeine Beeinträchtigung mit Vergeßlichkeit, Zerstreutheit oder Reizbarkeit.

Gesichtsschmerz – bei Zahnwurzel- oder Zahnfleischentzündung, ev. mit den oben beschriebenen Zahnschmerzen kombiniert. Schwellung des Gesichtes über dem schlechten Zahn, Speichelfluß, ev. mit Kopfschmerzen, Aufstoßen, Blähungen und Koller im Bauch. Reichlicher Harnabgang und häufiger Harndrang, auch nachts, ev. Frösteln und Herzklopfen wie bei beginnender Grippe.

Ohrenschmerzen – mit dem Gefühl, sie schießen von einem Ohr zum anderen, ev. auch bei Zahnschmerzen, die zum Ohr ausstrahlen, wobei man sie oft nicht gut lokalisieren kann.

Ähnliche Mittel: Chamomilla, Pulsatilla, Belladonna, Mercurius solub., Phytolacca

☺ **Der Globi empfiehlt:** Auch bei Besserung der Schmerzen Zähne unbedingt vom Zahnarzt kontrollieren lassen!

54 Podophyllum

Podophyllum peltatum, der Maiapfel: Berberitzengewächs, dessen Beeren genießbar sind, der Rest der Pflanze aber ist gilftig.

Hauptwirkbereich im Akutfall
Durchfall – meist schmerzlos, explosionsartig, furchtbar übelriechend, in einem Guß, durch Obst oder ohne ersichtliche Ursache. Viel Rumpeln, Kollern und Geräusche im Bauch, besonders vor dem Stuhlgang. Bei Menschen mit empfindlicher Leber oder Neigung zu Verdauungsstörungen. Bitterer oder schlechter Mundgeschmack, die Zunge ist vergrößert, ev. mit Zahneindrücken. Aufstoßen, Frösteln, ev. mit Erbrechen und Magenkrämpfen. Gefühl der Schwäche und Leere im Bauch nach dem Stuhlgang.

Ursachen für den Krankheitsbeginn: durch Obst, Überessen, nicht einwandfreie Nahrung oder Getränke.
Besser durch kühle Getränke, Saures, äußere Wärme, zarte Massage des Bauches, abends.
Schlechter durch Überanstrengung, Bewegung, morgens.
Ähnliche Mittel: Magnesium sulf., Chelidonium, China, Mercurius solub., Sulfur

55 Pulsatilla

Die Küchenschelle, eine zarte Pflanze, die zu eher milden, nachgiebigen, labilen Menschen mit vorherrschender Frösteligkeit, Venenschwäche und Frischluftbedürfnis paßt – außerdem eher zum „schwachen Geschlecht".

Hauptwirkbereiche im Akutfall
Ohrenschmerzen – durch Wind, Kälte, Zugluft, meist in Verbindung mit Schnupfen und verstopfter Nase, die im Zimmer schlechter und im Freien besser ist. Durch äußere Wärme meist schlechter, manchmal auch besser, schlechter in der Nacht. Dabei große Schmerzempfindlichkeit, Weinen und Klagen, vor allem bei Kindern.
Schnupfen – mit verstopfter Nase und Kopfdruck in der Stirn oder der Nasenwurzel. Schnell gelblicher Schleim, vor allem morgens, oft am Beginn einer Grippe.
Erkältung, Grippe und Fieber – mit Schnupfen und ev. Ohrenschmerzen (siehe oben), Frösteln und anschließendem Fieberanstieg, dazu ev. drückende, stechende, manchmal wandernde Kopfschmerzen, oft mit Tränenfluß. Je stärker die Schmerzen, desto stärker das Frösteln. Im Fieber kein Durst, wenig Schweiß, Verlangen nach kühler, frischer Luft, andererseits nach Bettwärme, dabei stimmungsmäßig labil, entmutigt, mit Verlangen nach Mitgefühl, manchmal auch mit Reizbarkeit und Ungeduld.

Verdauungsstörungen und Magenbeschwerden – Übelkeit, Erbrechen, Durchfall, ausgelöst durch fette Speisen, Speiseeis oder Überessen.

Harnblasenbeschwerden – durch Erkältung, Sitzen auf kühlem Boden oder durch kalte und/oder nasse Füße. Häufiger Harndrang mit Ziehen und Brennen in der Harnröhre.

Besser in der kühlen, frischen Luft, durch kühle Umschläge, Druck, leichte Bewegung, Zuspruch und Trost.

Schlechter durch Wärme oder warmes Zimmer (obwohl fröstelig), Hitze, kalte Füße, abends, vor Mitternacht, Gemütsbewegungen, Kränkung, Kummer.

Ähnliche Mittel: Ignatia, Sulfur, Spigelia, Chelidonium, Acidum phos., Gelsemium

56 Pyrogenium

Die Beobachtung, daß bakterielle Eiweißzersetzungsprodukte, in die Blutbahn eingebracht, zu Blutvergiftung führen, hat zur Herstellung dieser Nosode geführt. Das von englischen Homöopathen Ende des vorigen Jahrhunderts geschaffene Mittel besteht aus Rindfleisch, welches in Wasser angesetzt und etwa zwei Wochen lang der Sonne ausgesetzt wird. Das zersetzte Fleisch ist Ausgangsstoff für die homöopathische Potenzierung. Lange vor der Antibiotika-Ära bewährte sich Pyrogenium bei schweren infektiösen Fieberzuständen, so daß es auch „Aconitum des Typhus" genannt wurde.

⊗ **Der Globi warnt:** Pyrogenium-Zustände führen oft zu sehr hohem Fieber, bei dem ärztliche Kontrolle angezeigt ist!

Hauptwirkbereiche im Akutfall

Schüttelfrost bei Erkältung, Grippe und Fieber – Schüttelfrost oder intensives Kältegefühl am Beginn oder im Verlauf einer fieberhaften Erkrankung. Hohe, teils rasch wechselnde Temperaturen, oft mit Schweiß, ohne daß sich dadurch der Zustand bessert. Anfangs meist Halsweh, Schnupfen, verschlagene Ohren, Zerschlagenheitsgefühl, Knochen- und Gliederschmerzen, große Schwäche, ev. mit übelriechenden Absonderungen (Schweiß, Durchfall, Harn). Vermehrter Harn mit häufigem Drang. Kälte und ev. Taubheit der Extremitäten mit heißem Kopf, der oft pulsierend schmerzt. Im Verlauf der Grippe oft Halsweh und Husten, der das Kopfweh verstärkt. Depressive Stimmung, redet vom Sterben, mit Unruhe und Ungeduld, obwohl der Zustand nicht danach ist.

Durchfall – schrecklich stinkend, schmerzlos oder mit krampfartigen oder schneidenden Schmerzen im Bauch und After. Dabei Fieber mit großem Frostgefühl und ev. Schüttelfrost. Ev. auch kombiniert mit Erbrechen und Übelkeit.

Akute Gastritis, Lebensmittelvergiftung – Übelkeit und Erbrechen, oft anhaltend, übelriechend, bräunlich oder kaffeesatzartig. Dabei oft Verstopfung und Völlegefühl, großer Durst.

Halsschmerzen – mit stinkendem Atem, dick belegte Zunge und übelriechender Mundgeruch. Schlucken schmerzhaft, ev. mit schmerzenden Augäpfeln und Ohrensausen.

Husten – anfangs trocken, dann aber mit reichlichem Schleim und Brennen in den Atemwegen und ev. im Rücken. Husten schlechter im Liegen und in Zimmerwärme. Hals rauh, Nachtschweiß und Gliederschmerzen.

Abszesse und Eiterungen – mit begleitendem Fieber, z. B. beim Nagelgeschwür (Panaritum). Wenn sich plötzlich und schnell, meist nachts, zum lokalen Geschehen allgemeine Symptome dazugesellen.

Ursachen für den Krankheitsbeginn: Kälte, Nässe, Überanstrengung, Grippe durch Ansteckung ohne ersichtlichen Grund.
Allgemeines: Fieberkurve unregelmäßig, oft sehr hohes Fieber mit Schüttelfrost oder Frieren, auch mit Schweißausbrüchen. Große Schwäche, kann kaum länger als fünf Minuten in einer Lage liegen, Änderung der Lage bessert. Harn spärlich, dunkel und übelriechend, ev. Blasenschmerzen. Muskelschmerzen, das Bett erscheint zu hart. Sehr bleiches Gesicht, ev. mit umschriebener Röte der Wangen, alle Absonderungen sind übelriechend; Geschwätzigkeit, komische Ideen.
Besser durch leichte Bewegung, Wärme, kühle Getränke, Lageveränderung.
Schlechter durch Kälte, nachts.
Ähnliche Mittel: Aconitum, Arnika, Sulfur, Arsenicum album, Eupatorium perfol., Rhus tox.

57 Quillaya

Quillaya saponaria wird aus einer Essenz des Panamaholzes gewonnen.

Hauptwirkbereich im Akutfall

Schnupfen – akuter Schnupfen, entweder mit Absonderung oder auch mit Verstopfungs- oder Völlegefühl in der Nase, Niesen. Rasche Ausbreitung zur Luftröhre, mit Halsschmerzen, Rauhigkeit, Hitze oder trockenem Gefühl im Hals, ev. „verschlagene Ohren" oder leichtes, drückendes Kopfweh. Ev. trockener Husten ohne Auswurf durch ein rauhes Gefühl in den Luftwegen.

Ursachen für den Krankheitsbeginn: ohne ersichtliche Ursache, durch Ansteckung oder durch Kälte.
Allgemeine Begleiterscheinungen: Müdigkeit, Frösteln, Gliederschmerzen, Kälte der Füße, Schwäche und Verlangen nach Wärme.
Besser durch Wärme, Ruhe, warme Getränke.
Schlechter durch Kälte, Bewegung.
Ähnliche Mittel: Oscillococcinum, Arum triphyllum, Eupatorium purpur., Influenzinum, Vincetoxicum.

> ☺ **Der Globi empfiehlt:** Quillaya ist das erste Mittel bei Ausbruch eines Schnupfens, wenn keine genaueren Symptome auf ein anderes Mittel hinweisen.

58 Rauwolfia

Die auf dem Bucheinband abgebildete Rauwolfia serpentina, eine schon um 1000 v. Chr. in Hindutexten erwähnte indische Heilpflanze, wirkt besonders auf die Blutgefäße und die Blutdruckregulation ein.

Hauptwirkbereiche im Akutfall
Schwindel und Kreislaufbeschwerden – mit Wärmegefühl, Blutandrang zum Kopf mit kalten Füßen, ev. auch mit Kopfweh (siehe unten), Gefühl des Umfallens oder Ohnmächtigwerdens, besser an der frischen Luft oder bei Bewegung. Manchmal Hitzegefühl abwechselnd mit Frösteln oder Kälte im Gesicht mit Wärme des Körpers. Dabei innere Unruhe und Angst, Zittrigkeit und ev. Beschwerden im Verdauungstrakt: Druckgefühl, Völle, ev. Durchfall oder Hämorrhoidalblutung. Es können sowohl niedrige als auch hohe Blutdruckwerte bei den Beschwerden vorhanden sein.
Kopfschmerzen – dumpf oder klopfend, mit Hitze und/oder Rötung von Gesicht und Kopf. Ev. begleitet von Nasenbluten. Dabei Benommenheit, Konzentrationsschwäche, manchmal taubes Gefühl im Gesicht.
Herzklopfen – mit Beklemmung in der Brust, rascher oder unregelmäßiger Puls, mit häufigem Harndrang. Blutandrang zum Kopf, ev. mit Kopfweh und/oder Kreislaufbeschwerden (siehe oben).

Ursachen für den Krankheitsbeginn: Fasten, Gewichtsabnahme.
Besser durch Frischluft, Bewegung, kühle Umschläge, Essen.
Schlechter in geheizten Räumen, durch Hitze oder Sonne.
Ähnliche Mittel: Glonoinum, Veratrum, Belladonna, Cactus, Cocculus, Pulsatilla

59 Rhus toxicodendron

Der Giftsumach aus Nordamerika, bei uns manchmal als Zierstrauch gepflanzt. Man sollte respektvollen Abstand zu ihm einhalten, da bei sensiblen Personen Hautjucken oder auch Ausschläge selbst bei ein paar Metern Distanz auftreten können. Allgemein paßt er gut zu eher unruhigen, etwas verspannten, leicht erregbaren, bewegungshungrigen Menschen, die anfällig gegen Kälte, Wetterwechsel oder Zugluft sind.

Hauptwirkbereiche im Akutfall
„Muskelkater" oder Muskelschmerzen – nach Sport oder Überanstrengung mit Ziehen und ev. Krämpfen in den Muskeln. Unwillkürlicher Drang, sich zu bewegen, besser durch Reiben, Kneten oder Massieren, Wärme oder Sauna.
Muskel- oder Gelenkbeschwerden – „rheumatischer" Art, die Glieder fühlen sich „wie verstaucht" an. Ziehen, Reißen oder Zerschlagenheitsgefühl in den betroffenen Körperteilen, die schwer ruhiggehalten werden können. Ev. mit Gefühl von Lahmheit oder Taubheit und Kribbeln.
Ischias und/oder Rückenschmerzen – nach Verheben, Erkältung oder Überanstrengung. Steifes Gefühl im Rücken, ev. mit Ausstrahlung in eines oder beide Beine. Schlechter in Ruhe oder im Bett, findet keine geeignete Stellung, kurzfristig etwas erleichtert durch Bewegung ohne wirkliche Besserung.

Erkältung, Grippe und Fieber – durch Erkältung, Durchnässung, Überanstrengung. Beginn mit Ziehen und Reißen in den Gliedern und Knochen, Frösteln, Kopfdruck, Niesen, Schnupfen und Halsweh. Schwerer Kopf und Schwindel beim Aufstehen, dumpfes, benebeltes Gefühl im Kopf mit übertriebener Angst, schwer krank zu sein. Dann Fieberanstieg, ev. mit Schweiß, vor allem am Körper und nachts. Gesicht aufgedunsen und geschwollen, ev. Röte und Brennen der Augen und der Nase. Stechende Halsschmerzen beim Schlucken, meist mit Rückenschmerzen, Muskel- oder Gelenkbeschwerden (siehe oben). Harter Husten durch Kitzeln hinter dem Brustbein.

Fieberblasen – mit brennenden Schmerzen beim Auftreten, Rötung und danach Schwellung in der Umgebung der Blasen. Verursacht durch Überanstrengung oder Kälte.

Kopfschmerzen – nach Erkältung, kaltem Wind oder Zugluft. Dumpfe bis berstende Schmerzen, oft hin- und herziehend, schlechter beim Auftreten oder beim Bücken, ausstrahlend zum Gesicht, den Ohren oder Zähnen.

Ursachen für den Krankheitsbeginn: Kälte, Nässe, Zugluft, Abkühlung nach Erhitzen oder Schwitzen, Überanstrengung.

Besser durch Bewegen der schmerzhaften Körperteile, wobei dies am Anfang der Bewegung noch unangenehm ist und dann zunehmend besser wird, Änderung der Lage, Wärmeanwendungen oder Bettwärme, Schwitzen.

Schlechter durch Kälte, Nässe, frische Luft, Abkühlung nach Erhitzen oder Schwitzen, Überanstrengung, nachts, im Bett oder im Liegen, beim Denken an die Beschwerden.

Ähnliche Mittel: Arnika, Arsenicum album, Chamomilla, Ruta, Symphytum

60 Ruta graveolens

Die Weinraute hat Beziehung zu Knochen, Sehnen und Bändern. Allgemein zeigt sich im Akutfall depressive, unruhige und reizbare Stimmung mit großer Empfindlichkeit gegen Schmerzen. Krankheitsauslöser sind alle Arten von Trauma, Überanstrengung, Kälte und Alkoholgenuß.

Hauptwirkbereiche im Akutfall

Quetschungen, Verrenkungen oder mechanische Verletzungen der Knochen oder Sehnen – mit Schmerzen und Wundheitsgefühl an den betroffenen Stellen, empfindlich gegen Berührung oder Bewegung, ev. mit Gefühl von Lahmheit oder Schwäche, vor allem der Beine beim Gehen.

Rückenschmerzen, Ischias – durch Heben oder Überanstrengung, schlechter morgens beim Aufstehen, Gefühl, als würde das „Kreuz" bei der geringsten Bewegung abbrechen, Steifigkeit und Ausstrahlen der Schmerzen in die Beine, besser in Rückenlage.

Augenschmerzen oder Augenschwäche – nach Überanstrengung der Augen durch Lesen, feine Hand- oder Computerarbeit. Gefühl von Hitze und Brennen in den Augen, Verlangen nach kühlen Umschläge, ev. Rötung der Augen oder kombiniert mit Kopfschmerzen, pulsierend in der Stirn und den Schläfen.

Erkältung, Grippe und Fieber – ausgelöst durch Abkühlung, trockene Hitze, ev. Hitzegefühl nur an einzelnen Körperteilen, schlechter nachmittags und abends. Dabei Gelenkbeschwerden und/oder Rückenschmerzen sowie Druckgefühl in den Augen mit Lichtempfindlichkeit (siehe oben).

Besser durch Wärme, leichte Bewegung, Rückenlage.
Schlechter durch Kälte, Nässe, Anstrengung.
Ähnliche Mittel: Arnika, Bellis perennis, Hypericum, Calendula, Symphytum

61 Sabadilla

Das mexikanische Läusekraut wurde schon im 18. Jahrhundert in Form des Sabadil-oder Läuse-Essigs zur Bekämpfung von Insekten verwendet. Es handelt sich um eine Zwiebelstaude mit meterhohen Blättern, deren reife Samen für die homöopathische Zubereitung verwendet werden. Ähnlich der bekannten Wirkung unserer Zwiebel wirkt auch Sabadilla intensiv reizend auf die Nase und die Tränendrüsen.

Hauptwirkbereiche im Akutfall
Fließschnupfen, allergischer Schnupfen – mit viel anfallsweisem Niesen, wäßriger Absonderung von Nase und Augen, Hitze von Gesicht und Augenlidern, abwechselnder oder gleichzeitiger Verstopfung der Nase, oft begleitet von Frösteln und Unruhe. Brennen und Rötung der Augenlider, ev. mit Stirnkopfschmerz und/oder dumpfem Gefühl im Kopf oder Schwindel.
Halsschmerzen – mit Trockenheit und Kratzen im Hals. Ständiger Reiz zu schlucken oder sich zu räuspern, meist links beginnende Beschwerden, die sich zur anderen Seite ausbreiten. Schmerzen beim Schlucken, Gefühl von Splittern, zäher Schleim. Besser durch warme Getränke. Ev. kombiniert mit Schnupfen (siehe oben) oder trockenem Husten, der beim Hinlegen vehement einsetzt.
Erkältung, Grippe und Fieber– mit vorwiegend Fließschnupfen und Halsschmerzen (siehe oben). Ev. kombiniert mit Schmerzen im Magen und Sodbrennen. Überwiegend Frösteln, ev. Hitze im Kopf bei kalten Extremitäten, wenig Durst während des Fiebers.

Allgemeines: unruhig, leicht erregt, niedergeschlagen und ängstlich mit übertriebener hypochondrischer Verstimmung.
Besser durch Wärme, warme Getränke.
Schlechter durch Kälte, nachts, durch Gerüche, in Ruhe.
Ähnliche Mittel: Scilla, Arsenicum album, Mercurius solub., Natrium muriat.

62 Scilla

oder auch Squilla maritima, ist ein ausdauerndes, giftiges Zwiebelgewächs, das im Sommer eine Blütentraube auf einem etwa 1,5 Meter hohen Schaft austreibt. Sie kommt im Küstengebiet der Mittelmeerländer vor, daher der Name Meerzwiebel.

Hauptwirkbereiche im Akutfall
Schnupfen – meist beginnend mit heftiger Absonderung, die scharf und ätzend sein kann. Wundheit der Nasenflügel, Niesen, oft sehr schnell nach Krankheitsbeginn mit Husten kombiniert. Hals rauh. Tränenfluß, Schwellung der Lider und Brennen der Augen. Tränenfluß beim Niesen.
Grippe oder Fieber mit Schnupfen und Husten – Ursachen für den Krankheitsbeginn: ohne

ersichtliche Ursache oder durch Kälte, Nässe, Zugluft. Schnupfen (siehe oben) und trockener, kurzer Husten, ev. mit stechenden Schmerzen in der Brust und Zusammen-krampfen der Bauchmuskeln. Mit fortschreitender Erkrankung schleimiger, rasselnder, erschöpfender Husten mit viel Niesen und Atemnot. Husten schlechter beim Einatmen. Reizbare Stimmung und Unruhe.

Allgemeine Begleiterscheinungen: eiskalte Hände und Füße bei Hitzegefühl des Kör-pers, häufiger Harndrang mit viel wäßrigem Urin.
Besser durch Ruhe.
Schlechter durch Bewegung, kalte Getränke, Wechsel von warmer zu kühler Luft und Abdecken.
Ähnliche Mittel: Sabadilla, Quillaya, Vincetoxicum, Natrium muriat., Influenzinum

63 Spigelia

Spigelia anthelmintica, das Wurmkraut. Paßt zu eher schwächlichen, sensiblen, unruhi-gen und empfindlichen Menschen, die ungeheure Angst vor Injektionsnadeln oder überhaupt vor jeder Berührung mit Ärzten haben. Im Krankheitsfall oft dunkle Ringe um die Augen, allgemeine Schwäche und große Unruhe.

Hauptwirkbereiche im Akutfall
Ohrenschmerzen – ohne ersichtliche Ursache oder nach dem Baden. Stechende Schmer-zen, meist besser durch Wärme oder Liegen auf dem Ohr, ev. mit Schnupfen oder Schleim in der Nase. Ev. allgemeines Frösteln, schlechter durch jede Bewegung.
Kopfschmerzen – meist einseitig in der Stirn oder Schläfe, ev. mit Tränenfluß auf der be-troffenen Seite. Ausgelöst durch Kälte, Zugluft oder Ärger. Die Schmerzen steigen und fallen mit der Sonne.
Gesichtsschmerzen – ähnlich wie die Kopfschmerzen einseitig oder an den verschieden-sten Stellen des Gesichtes, ev. auch ausstrahlend zu den Zähnen.
Nervöse Herzbeschwerden – mit Unruhegefühl in der Herzgegend, ev. auch Schmerzen, die tagsüber schlechter sind als nachts.

> ☺ **Der Globi empfiehlt:** Auch „nervöse" Beschwerden sollten ärztlich abgeklärt und nicht bagatellisiert werden, da manchmal doch eine organische Ursache dahinter-steckt!

Besser durch Wärme oder lokale Wärmeanwendungen, in Ruhe.
Schlechter durch Bewegung, Erschütterung, Temperaturwechsel, Kälte, Waschen.
Ähnliche Mittel: Apis, Pulsatilla, Rhus tox., Gelsemium, Lycopodium, Nux vomica

64 Spongia

Der zu den Schwammtieren gehörende Euspongia officinalis lebt an den Küsten aller wärmeren Meere. Sein Skelett besteht aus hornartigen Fasern, die Oberfläche des

Schwammkörpers ist durch unzählige Poren durchbrochen, durch die das Wasser in das Innere des Schwammkörpers einströmt. Dies dient dem Tier zur Atmung und Nahrungsaufnahme. Das gefilterte Wasser verläßt den Schwamm durch eine trichterförmige Ausführöffnung. In der Homöopathie wird das getrocknete und zu einem braunen Pulver erhitzte Skelett verwendet. Das jodhältige Mittel hat eine besondere Beziehung zum Kehlkopf, den Atemorganen und der Schilddrüse.

Hauptwirkbereiche im Akutfall

Husten – der plötzlich einsetzt, ev. mit Heiserkeit (siehe unten). Trockener, bellender, anhaltender, ev. erstickender Husten, der durch ein rauhes, trockenes oder wundes Gefühl in den Atemwegen ausgelöst wird. Bei Fortschreiten mit Schmerzen in der Brust beim Husten. Der Reiz wird durch Trinken kurz gebessert.

Schnupfen – rinnende Nase mit viel Niesen, auch mit Verstopfungsgefühl oder abwechselnd Rinnen und Verstopfung, Blutandrang zum Kopf, ev. kombiniert mit Husten (siehe oben), Heiserkeit oder Räusperzwang.

Heiserkeit – mit oder ohne Schmerz, Kratzen im Hals und Verlangen, sich zu räuspern. Krampf und Zusammenschnüren der Kehle mit Erstickungsgefühl. Ev. Kehlkopfentzündung mit kratzendem, sägendem Geräusch beim Atmen und Husten. Große Trockenheit der Schleimhäute. Rauhe Stimme, besser durch Trinken, ev. kombiniert mit Husten (siehe oben). Linderung durch feuchte Luft oder Inhalieren von Wasserdampf.

> ☹ **Der Globi warnt:** Kehlkopfentzündungen können vor allem bei Kleinkindern schnell zu bedrohlicher Atemnot und Erstickung führen, daher rechtzeitig Arzt konsultieren!

Erkältung, Fieber und Grippe – infolge geistiger oder körperlicher Anstrengung, auch durch Erkältung. Trockene, brennende Hitze mit Frösteln, das auf der Haut verspürt wird, schlechter durch Bewegung und während des Schlafes. Dabei oft Halsbeschwerden und Husten (siehe oben).

Besser durch Wärme, laue bis warme Getränke, feuchte Luft.
Schlechter durch Kälte, frische Luft, im Liegen, Tabakrauch, Süßigkeiten, nachts.
Ähnliche Mittel: Aconitum, Arnika, Causticum, Drosera, Scilla, Verbascum

65 Sulfur

Der Schwefel ist eines der größten homöopathischen Medikamente. Da viele akute Beschwerden mit einem chronischen Hintergrund verbunden sind, können hier nur einige ausgewählte Zustände beschrieben werden.

Hauptwirkbereiche im Akutfall

Bauchbeschwerden und Verdauungsstörungen – durch Überessen und/oder Genußmittelmißbrauch. Ev. mit Sodbrennen, schlechtem Mundgeschmack, Trockenheit und Brennen im Mund und viel Durst. Flauheit im Magen, vor allem am Vormittag, Auftreibung des Leibes, ev. mit übelriechendem Durchfall, Afterbrennen und Störung der Wärmeregulation: Frösteln, Hitzegefühl oder auch abwechselne Zustände. Übelriechende Ausscheidungen (Schweiß, Stuhl, Harn).

Rückenschmerzen – durch langes Stehen, Heben oder Bücken. Steifheit und Brennen meist in der unteren Wirbelsäule, das aufrechtes Stehen unmöglich macht. Besserung beim Liegen.

Kopfschmerzen – durch Alkohol, Fasten, Genußmittelmißbrauch, Sonne, Hitze oder Wetterwechsel. Schmerzen am Scheitel mit Hitzegefühl, ev. mit Schwindel und/oder Übelkeit, schlechter beim Bücken, Bewegen.

Husten – mit oder ohne nachfolgende Grippe, anfangs trocken, mehr nachts als tagsüber, mit Wundheit im Hals. Schlechter durch Wärme und auch durch Bettwärme. Beim Hinlegen ev. Kurzatmigkeit und mehr Hustenreiz. Besser tagsüber durch Bewegung, frische Luft und trockenes, warmes Wetter.

Allgemeines: normalerweise sehr aktive, aber nicht ausdauernde Menschen mit der Neigung, sich zu verzetteln und überlastet zu sein. Dann reizbar, schwierig, rastlos und ungeduldig. Haben häufig Hautprobleme, Jucken, Brennen, Hitzegefühl, unsauberen Teint oder verschiedene Entzündungen. Ausdünstungen sind meistens übelriechend.
Besser durch Bewegung, ausgeglichene Temperaturen, frische Luft.
Schlechter durch Kälte, Nässe, Anstrengung, in der Ruhe, beim Stehen, Wetterwechsel, Waschen oder Baden.
Ähnliche Mittel: Belladonna, Bryonia, China, Lachesis, Mercurius solub., Nux vomica

66 Symphytum

Symphytum officinale, der Beinwell, ein bereits Paracelsus und der heiligen Hildegard bekanntes Heilkraut, bewährt in der Anwendung bei akuten Knochenschäden (wallen = heilen).

Hauptwirkbereiche im Akutfall

Gelenk- oder Knochenbeschwerden – nach Prellung, Verstauchung, Zerrung oder Bruch, unterstützend vor und nach der chirurgischen Versorgung. Wunden, die bis zum Knochen reichen. Drückende, stechende oder ziehende Schmerzen am verletzten Knochen, am Gelenk oder an der Beinhaut, schlechter durch Berührung oder Bewegung.

Beschwerden der Sehnen und Schleimbeutel – zum Beispiel bei sportlicher Überanstrengung (an Hand-, Fuß- Ellbogengelenken etc.).

Augenverletzung – durch Schlag oder durch einen stumpfen Gegenstand. Schmerzen, Röte und Tränenfluß des Auges, besser durch kühle Umschläge. Dabei immer ärztliche Untersuchung des Auges vornehmen lassen!

Besser durch Ruhe.
Schlechter durch Bewegung der betroffenen Körperteile.
Ähnliche Mittel: Arnika, Ruta, Calendula, Hypericum, Bellis perennis

67 Tabacum

Nicotiana tabacum, der virginische Tabak, erzeugt im Vergiftungsbild einen elenden Zustand, der jeden Raucher an den Genuß seiner ersten Zigarette erinnert. Alle mit Tabacum behandelbaren Beschwerden weisen daher Übelkeit, Herz-Kreislauf-Beschwerden und Probleme des Verdauungstraktes auf.

Hauptwirkbereiche im Akutfall
Übelkeit, Reisekrankheit, Seekrankheit – Übelkeit, Schwäche und Schwindelgefühl. Bei Zunahme der Beschwerden Totenübelkeit, kalter Schweiß, Atembeklemmung mit Herzklopfen, Kälte und Zittern der Glieder, Mundtrockenheit mit Durst oder Speichelfluß, Erbrechen, das erleichtert, ev. Magenschmerzen und Aufstoßen und Aufgetriebensein des Bauches mit Durchfall. Will sich trotz Frieren abdecken, vor allem am Leib. Gleichgültigkeit gegen alles, gegen Leben und Sterben.
Schwindel und Kreislaufbeschwerden, Kollaps – meist bei Menschen mit niedrigem Blutdruck. Angst und Beklemmung in der Brust mit Herzklopfen, schwachem, beschleunigtem Puls, Übelkeit mit blassem Gesicht.
Durchfall – infolge unterschiedlichster Ursachen, auch durch Schreck oder Aufregung. Dabei Frieren, Übelkeit, blasses Gesicht, elendes Gefühl im Magen, drohender Kollaps mit schnellem Puls.
Herzbeschwerden – Beklemmung in der Brust oder Herzgegend, ev. auch krampfartige Beschwerden mit Übelkeit (siehe oben).

Besser durch frische Luft, Fixieren auf einen Gegenstand bei Übelkeit oder Schließen der Augen.
Schlechter durch die geringste Bewegung, abgestandene Luft, Zimmerwärme, extreme Temperaturen.
Ähnliche Mittel: Camphora, Veratrum, Arsenicum album, Rauwolfia, Cocculus

68 Urtica urens

Die Brennessel, deren Nesselgiftstoffe ein ganzes Arsenal von „Brennstoff" enthalten, wie zum Beispiel Histamin und Acetylcholin. Das Mittel paßt besonders zu Menschen, die leicht zu Verdauungsstörungen und „rheumatischen" Gelenkbeschwerden bei feuchtkühlem Wetter neigen.

> ☺ **Der Globi empfiehlt:** Bei nicht sofortiger Besserung der Beschwerden einer akuten Allergie ist ärztliche Konsultation unerläßlich!

Hauptwirkbereiche im Akutfall
Hautausschläge, Nesselsucht – die so aussieht, als wäre man in die Brennesseln gefallen. Kleine bis große, rote, ev. etwas erhabene Flecken, mit Jucken, Hitzegefühl oder Brennen. Mögliche Ursachen: Lebensmittelallergie oder Lebensmittelunverträglichkeit (z. B. Erdbeeren, Milchprodukte oder Fisch), Wiesengräserallergie (durch Berührung von Gras), Sonnenallergie, Medikamentenallergie.

Verbrennungen ersten Grades – mit den brennenden Beschwerden wie bei Nesselsucht (siehe oben) und eher diffusen, großfleckigen Rötungen.
Insektenstiche – mit prickelnden, stechenden oder brennenden Schmerzen an der Stichstelle, ev. mit Rötung oder Schwellung.

Schlechter durch Berührung, kühle Luft.
Ähnliche Mittel: Apis, Cantharis, Causticum, Natrium muriat., Chloralum, Rhus tox.

69 Veratrum album

Der weiße Germer aus den Hochgebirgen Europas enthält kreislaufwirksame Giftstoffe, so daß er in der homöopathischen Anwendung zu einem der wichtigsten Mittel bei akutem Kreislaufkollaps zählt.

Hauptwirkbereiche im Akutfall
Akuter Kreislaufkollaps, Ohnmacht – mit Kältegefühl, kalter, blasser Haut, kaltem Schweiß vor allem auf der Stirn, dunklen Ringen um die Augen, Übelkeit oder Brechreiz, ev. Erbrechen oder auch schmerzloser, unwillkürlicher Stuhlabgang, dem Schwäche und Leeregefühl im Bauch folgen. Ev. mit Herzklopfen, beschleunigter Atmung und schwachem Puls.
Übelkeit mit Bauchbeschwerden – Durchfall oder Erbrechen (z. B. nach kalten Getränken, Obst, verdorbenen Nahrungsmitteln, Wasser oder Schreck), schmerzlos oder mit Bauchgrimmen, dabei Durst nach kühlen Getränken, fruchtigen Speisen, Salzigem oder Eis, ev. mit Muskelkrämpfen an den Extremitäten. Große Unruhe und Angst, Reizbarkeit und Bewegungsdrang, bis aufgrund der Schwäche eine Beruhigung eintritt.
Erbrechen und/oder Durchfall – mit mehr oder weniger großer Übelkeit, Schwäche und Frösteln (siehe oben).
Erkältung, Grippe und Fieber – mit Schwäche, extremem Frösteln, Schwindel und Kreislaufbeschwerden zu Beginn, dabei Schnupfen, Kopfweh und meistens Heiserkeit mit Hustenreiz. Kitzeln in den Atemwegen verursacht Husten, der im warmen Zimmer oder durch Tabakrauch schlechter wird. Danach Fieberanstieg mit großer Schwäche, Kälte der Extremitäten und Verlangen nach Bettwärme. Danach Bild der „Brust-" oder „Bauchgrippe", bei der die Kreislaufbeschwerden im Vordergrund sind. Schwindel und Schwäche beim Aufsetzen im Bett oder Aufrichten. Schwarzwerden vor den Augen.

Besser durch Wärme, kalte Getränke, leichte Bewegung.
Schlechter durch Kälte, Nässe, Tabakrauch, Anstrengung, nachts.
Ähnliche Mittel: Camphora, Arsenicum album, Carbo vegetabilis, Cuprum, Arnika

70 Verbascum

Verbascum thapsus, die Königskerze, heute auch als Mullein Oil in Verwendung, wurde schon von Samuel Hahnemann geprüft und als ein wertvolles Mittel für Nervenschmerzen im Gesicht genau beschrieben.

Hauptwirkbereiche im Akutfall

Gesichtsschmerzen – meist im Bereich der Gesichtsnerven: an der Wange, beim und/oder im Ohr oder Kiefergelenk, meist nur auf einer Seite, wobei man oft die Stelle gar nicht richtig lokalisieren kann. Ohne ersichtliche Ursache, aber auch ausgelöst durch Zugluft, Kälte, Klimaanlage oder einen nicht einwandfreien Zahn. Reißende, stechende, bohrende, drückende, herumziehende, betäubende Schmerzen, die sehr empfindlich sind gegen Berührung, Kälte, Zugluft oder Kauen. Ev. mit Verstopfungsgefühl im Ohr.

Erkältung, Grippe und Fieber – beginnend mit Heiserkeit, rauher und tiefer Stimme, danach Schnupfen und tief klingender Husten, Wundheit im Rachen. Dabei ev. Glieder-, Brust- oder Bauchschmerzen. Manchmal mit Gesichtsschmerzen (siehe oben) oder Ohrschmerzen kombiniert.

Besser durch Wärme, Ablenkung.
Schlechter durch Kälte, Nässe, Temperaturveränderungen, Sprechen, Zusammenbeißen der Zähne, nachts.
Ähnliche Mittel: Aconitum, Rhus tox., Causticum, Belladonna, China, Lycopodium

71 Viburnum

Viburnum opulus, der in Europa und Asien verbreitete Wasserschneeball, ist eines der Hauptmittel für Regelbeschwerden.

Hauptwirkbereich im Akutfall

Menstruationsbeschwerden – Krämpfe im Bauch, ev. mit Schmerzen im Kreuz, nach unten drängend oder auch ausstrahlend auf die Oberschenkel. Schwächegefühl und/oder Schwindel beim Aufstehen oder Aufsetzen aus dem Liegen, Kreislaufbeschwerden. Ev. mit Kopfschmerzen und Übelkeit, die sich durch Essen kurzfristig bessert; Leibschmerzen, ev. mit Durchfall oder auch Verstopfung kombiniert. Manchmal dabei Rückenschmerzen, Steifheit im Nacken und Schwäche der Beine. Bei allem eine eher gereizte, ungeduldige Stimmung.

Besser durch frische Luft, Ruhe.
Schlechter durch Zimmerwärme, abends, nachts.
Ähnliche Mittel: Chamomilla, Belladonna, Magnesium phos., Phosphor

72 Vincetoxicum

Vincetoxicum officinale, der „Giftbesieger", ist die auf der nördlichen Hemisphäre weit verbreitete Schwalbenwurz. Das 1988 von mir selbst weltweit erstmals homöopathisch geprüfte Heilkraut hat sich mittlerweile oft bei der Behandlung von Grippe und Fieber bewährt.

☺ **Der Globi empfiehlt:** Nach Influenzinum das erste Mittel beim Beginn einer Grippe ohne ersichtliche Ursache oder ausgelöst durch Kälte oder Nässe.

174

Rückmeldungen

sind wichtig und erwünscht zur Erweiterung des homöopathischen Arzneiwissens. Deshalb ersuchen wir Sie, dem Verein für Homöopathie Ihre Beobachtungen und Ergebnisse der Mittelanwendung mitzuteilen – www.komplemed.at

Minimalapotheke für den Urlaub

1 – Acidum phos.	40 – Ledum
2 – Aconitum	47 – Nux vomica
5 – Apis	48 – Okoubaka
6 – Arnika	53 – Plantago major
7 – Arsenicum album	56 – Pyrogenium
9 – Belladonna	57 – Quillaya
10 – Bellis perennis	59 – Rhus tox.
13 – Calendula	60 – Ruta
22 – Cocculus	61 – Sabadilla
23 – Colocynthis	66 – Symphytum
26 – Dulcamara	67 – Tabacum
33 – Hypericum	68 – Urtica urens
38 – Lachesis	69 – Veratrum

ev. zusätzlich Medusa C 200 gegen Quallenbisse

Bezugsquellen

Die homöopathische Notfallapotheke in der beschriebenen Zusammenstellung und Potenzauswahl erhalten Sie komplett, mit Phiolen von 1 g Inhalt, wahlweise in einer Holzkassette oder einem Lederetui bei

Firma Remedia
Hauptstr. 4
A-7000 Eisenstadt
www.remedia.at

oder

Firma Homeocur
Vinzenziplatz 10
A-2070 Retz
www.homeocur.com

Bestellungen sind ohne Einschränkung weltweit möglich.
Außerdem erhalten Sie die Notfallapotheke gegen Bestellung und Sonderanfertigung in jeder Apotheke.

2. durchgesehene Auflage 2007

www.bibelwerk.de
ISBN 978-3-460-33175-4
Alle Rechte vorbehalten
© 2005 Verlag Katholisches Bibelwerk GmbH, Stuttgart
Herausgegeben vom Deutschen Katecheten-Verein e.V, www.katecheten-verein.de
Umschlagabbildungen: links: Ausschnitt aus dem Beginn des Buches Genesis, Palatina-Bibel, BAV,
Pal. Lat.1., fol. 4r, erste Hälfte des 15. Jh.
rechts: Ausschnitt aus der Sure 16: Die Bienen, Paris, BNF Arabe 330, f.16 v°, Ende des 7. Jh.
Rückseite: Jesus und Mohammed reiten auf Esel und Kamel zum Jüngsten Gericht, aus:
Raschid ud-Dins Universalgeschichte, 1307, Universitätsbibliothek Edinburgh.
Umschlag: Finken & Bumiller, Stuttgart
Layout und Satz: Rund ums Buch – Rudi Kern, Kirchheim/Teck
Druck und Bindung: Memminger Medien-Centrum, Memmingen

Hauptwirkbereiche im Akutfall

Erkältung, Grippe und Fieber – Beginn mit bleierner Müdigkeit, Schnupfen, Kopfdruck und Frösteln. Danach Gliederschmerzen, alle Knochen tun weh, Hitzegefühl und Fieber, auch abwechselnd Frösteln mit Hitze. Kopfweh, vor allem oben oder in der Stirn, dumpf, pochend, berstend, besser durch Liegen. Ev. Kopfweh, das auf die Augen drückt oder von der Stirn auf die Augen ausstrahlt. Lichtempfindlichkeit, Schwindel und Benommenheit, Unfähigkeit, klar zu denken. Steifigkeit und Schmerz in der Halswirbelsäule oder im Genick, ev. bis zum Kopf ausstrahlend. Halsweh mit vergrößerten oder geschwollenen Mandeln, schlechter beim Schlucken. Husten trocken, anfallsartig, nach einigen Tagen mit Brennen in der Brust. Das Husten verschlechtert die Kopfschmerzen.

Kopfschmerzen – meist heftiges Druckgefühl im Scheitel, besonders bei Bewegung. Oft infolge von Kälteeinwirkung.

Besser durch Wärme, Ruhe.
Schlechter durch Bewegung, Kälte.
Ähnliche Mittel: Influenzinum, Quillaya, Belladonna, Ferrum phos., Gelsemium